HABLANDO CON EL PSIQUIATRA

DEMENCIA

Edición: Randy Saborit Mora
Corrección: Anette Jiménez Marata
Diseño interior y maquetación: Danayris Caballero García
Diseño de cubierta: Otane González

La Fe Medical Clinic: servicios médicos y publicación de libros educativos y de autoayuda en temas de salud mental y medicina general, con un enfoque humano y accesible. Para más información sobre cómo obtener ejemplares o acceder a otros recursos sobre salud emocional o servicios médicos, visite nuestras páginas web:

La Fe Medical Clinic
3030 East 4th Street
Los Ángeles, CA 90063
www.lafeclinic.com
www.telegalenos.com
www.miamigodoctor.com

El libro *Hablando con el psiquiatra: Demencia* forma parte de la colección *Telegalenos a gabacha quitá*, la cual ha sido diseñada para brindar comprensión, apoyo y orientación en temas de salud mental. En un lenguaje sencillo y cálido, el Dr. Alexis Gómez González acompaña al lector a través de los desafíos emocionales más comunes de nuestra época. Con la claridad, empatía y experiencia clínica que se muestra en esta colección busca reducir el estigma y empoderar al lector a tomar pasos hacia su bienestar.

Hablando con el psiquiatra: Demencia
Escrito por el Dr. Alexis Gómez González
ISBN: 978-1-968561-07-9

Impreso en China

HABLANDO CON EL PSIQUIATRA

DEMENCIA

ALEXIS GÓMEZ GONZÁLEZ

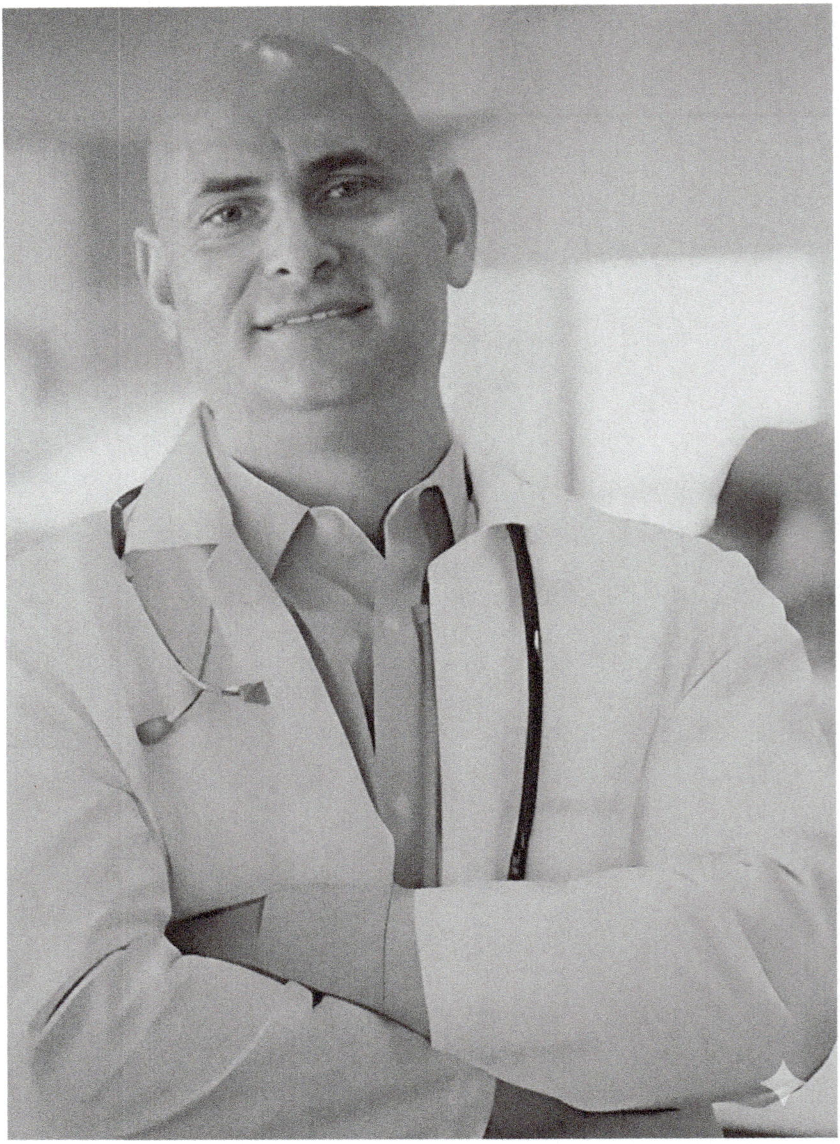

Presentación del autor

Mi nombre es Alexis Gómez González. Soy un médico graduado de la Escuela de Ciencias Médicas de La Habana (Cuba) y de la Universidad de Long Beach, California (en Estados Unidos) con especialidad y maestría en medicina familiar y psiquiatría. En mis más de 26 años de experiencia he trabajado en áreas de la medicina familiar y la psiquiatría en comunidades de Cuba, México y Estados Unidos.

He dedicado mi carrera a la atención integral de los trastornos mentales, con especial énfasis en ansiedad, depresión, insomnio, adicciones y trastornos del neurodesarrollo. Formado en medicina y psiquiatría, he combinado el conocimiento clínico con la pasión por la docencia y la divulgación accesible. He creado materiales gráficos innovadores, he ayudado a pacientes, familias y profesionales de la salud a comprender de manera clara y empática la complejidad de la mente humana y he trabajado en la creación de un enfoque que integra la ciencia, la compasión y el lenguaje visual como herramientas terapéuticas y educativas.

Actualmente dirijo una clínica en Los Ángeles y otra en la Ciudad de México, enfocadas en el tratamiento humanista y efectivo de problemas psiquiátricos, especialmente en poblaciones vulnerables. También participo en proyectos de formación médica, creación de libros ilustrados y atención comunitaria.

Agradecimientos

Este libro no habría sido posible sin el apoyo y la contribución de muchas personas. Agradecemos profundamente a los profesionales de la salud mental, investigadores y expertos que han compartido sus conocimientos y experiencias para enriquecer el contenido de este texto.

Un agradecimiento especial a los pacientes y sus familiares, quienes han permitido que sus historias sean parte de este trabajo, lo que ha permitido brindar una perspectiva invaluable sobre la experiencia de la demencia.

A nuestros editores y colaboradores, cuyo esfuerzo y dedicación han hecho posible la publicación de este libro. Su apoyo ha sido fundamental en cada etapa del proceso.

Finalmente, agradecemos a todos los lectores que buscan comprender y afrontar la demencia. Su compromiso con el aprendizaje y el crecimiento es inspirador y esencial para avanzar en la gestión de la salud mental.

Índice

Introducción

Este libro nace de la necesidad de traducir el lenguaje médico especializado sobre la demencia a un formato comprensible para todos los lectores, sin sacrificar el rigor científico. A través de recursos literarios como metáforas, analogías y ejemplos cotidianos, el autor deja a un lado la gabacha blanca y te habla directamente, con claridad y empatía, sobre una de las condiciones más complejas del envejecimiento humano.

El objetivo principal de esta obra es brindar información clara, empática y práctica para que pacientes, familiares y cuidadores comprendan mejor qué es la demencia, cuáles son sus etapas, los tratamientos disponibles y, sobre todo, cómo acompañar con dignidad a quienes la padecen. Porque entender el proceso del deterioro cognitivo no solo permite enfrentar la enfermedad con más recursos, sino también posibilita sanar emocionalmente como familia y comunidad.

En muchas ocasiones el paciente o su entorno cercano desean entender en profundidad lo que está ocurriendo: el porqué de los cambios de conducta, el deterioro progresivo de la memoria, o las decisiones difíciles en cuanto a cuidados prolongados. Sin embargo, el lenguaje técnico puede convertirse en una barrera. Este libro pretende eliminar esa barrera, acercando el conocimiento médico al lenguaje común sin trivializar su contenido.

Por ello, la colección *Telegalenos a gabacha quitá*, a la cual pertenece el libro *Hablando con el psiquiatra: Demencia*, constituye una invitación a conversar sin tecnicismos, a nombrar con honestidad lo que está ocurriendo y a enfrentar juntos el reto de la demencia con información, comprensión y compasión.

Esta obra tiene un propósito educativo. No intenta diagnosticar ni sustituir la atención profesional. Si tú o tu ser querido necesitan asistencia inmediata, acudan a su proveedor de salud o servicio de emergencia más cercano.

Propósito del libro

Esta obra se enfoca en educar, apoyar y empoderar a pacientes, cuidadores y familias que enfrentan el desafío de la demencia. En este sentido ofrece conocimientos claros, herramientas prácticas y recursos útiles para mejorar la calidad de vida de todos los involucrados. El contenido se organiza en torno a los siguientes pilares:

1. Educación y comprensión de la demencia
    - Definición de demencia y sus tipos principales (alzhéimer, demencia vascular, cuerpos de Lewy, entre otras).
    - Diferencias entre envejecimiento normal y deterioro cognitivo.
    - Etapas de la demencia y sus manifestaciones clínicas.
    - Aspectos neurobiológicos, genéticos y ambientales que contribuyen al desarrollo de la enfermedad.
2. Orientación sobre diagnóstico y tratamiento
    - Evaluación clínica, pruebas neuropsicológicas e imagenología cerebral.
    - Opciones farmacológicas: qué medicamentos existen, cómo funcionan y sus efectos.
    - Terapias no farmacológicas: estímulo cognitivo, intervenciones conductuales, terapia ocupacional.

3. Estrategias para cuidadores y familia
    - Comunicación efectiva con el paciente con demencia.
    - Manejo del estrés, la frustración y el duelo anticipado.
    - Cómo planificar el cuidado a largo plazo y tomar decisiones difíciles con amor y claridad.
4. Promoción de un entorno saludable y protector
    - Adecuación del hogar y del entorno para prevenir riesgos y favorecer la autonomía.
    - Rutinas estructuradas, actividades terapéuticas y ejercicios físicos adaptados.
5. Apoyo emocional y motivación para la resiliencia
    - Mensajes de empatía, acompañamiento y esperanza.
    - Testimonios y relatos reales que ilustran el poder del amor en el proceso de cuidado.
6. Acceso a recursos y redes de ayuda
    - Cómo y dónde buscar ayuda profesional, legal y social.
    - Redes comunitarias, grupos de apoyo y servicios disponibles.
7. Enfoque integral y lenguaje accesible
    - Información adaptada al nivel de comprensión del lector.
    - Ejemplos cotidianos y lenguaje claro para facilitar la aplicación del conocimiento.

La importancia de comprender la demencia

Muchos pacientes y familias enfrentan la demencia con miedo, confusión o vergüenza. Algunos la ven como una consecuencia natural del envejecimiento; otros como un destino inevitable o una carga incurable. Sin embargo, comprender qué es realmente la demencia, cómo se manifiesta y cómo se puede acompañar de forma efectiva, transforma radicalmente la experiencia de quien cuida y de quien padece.

Este libro busca derribar mitos, reducir el estigma y empoderar al lector con información útil, concreta y humana. Porque entender la demencia es el primer paso para afrontarla con dignidad, para construir redes de apoyo, y para vivir el proceso con más paz, aceptación y esperanza.

Acompáñame en este recorrido y hagamos juntos de este camino un acto de amor, sabiduría y humanidad.

CAPÍTULO 1
Fundamentos y clasificación

Naturaleza de los trastornos neurocognitivos

1.1. ¿Qué es la cognición?

La cognición es el conjunto de habilidades mentales que nos permiten conocer, procesar y responder al mundo. Es una función integral del sistema nervioso central, particularmente del cerebro, y su evolución ha sido clave para la adaptación humana.

Funciones cognitivas principales:

1. Memoria:
   - Capacidad para almacenar y recuperar información.
   - Ejemplo: recordar una conversación que tuviste ayer o dónde dejaste las llaves.
2. Atención:
   - Capacidad de enfocarse en estímulos relevantes y filtrar distracciones.
   - Ejemplo: prestar atención a una clase mientras ignoras el ruido del tráfico.
3. Lenguaje:
   - Comprensión y producción de palabras, frases y significado.
   - Ejemplo: describir lo que hiciste el fin de semana o entender instrucciones verbales.
4. Funciones ejecutivas:
   - Habilidades para planificar, organizar, tomar decisiones, controlar impulsos y resolver problemas.
   - Ejemplo: planear un viaje o calcular cuánto gastar en el supermercado.

5. Percepción y procesamiento visual/espacial:
   - Capacidad para interpretar y entender lo que vemos, incluyendo orientación y relaciones espaciales.
   - Ejemplo: leer un mapa, aparcar un coche o distinguir entre objetos similares.

Estas funciones están interconectadas y son mediadas por diferentes regiones cerebrales.

1.2. ¿Qué es un trastorno neurocognitivo?

Un trastorno neurocognitivo (TNC) es un síndrome adquirido que se caracteriza por un deterioro clínicamente significativo de una o más funciones cognitivas, representando un cambio respecto al estado cognitivo previo de la persona.

El término sustituye a "demencia" en muchos contextos clínicos actuales, y tiene dos grados principales según el *Manual diagnóstico y estadístico de los trastornos mentales*, quinta edición (DSM-5).

1.2.1. TNC leve

Definición: Alteración en uno o más dominios cognitivos que no interfiere significativamente con la independencia funcional.

Ejemplo: Una persona que comienza a olvidar nombres o fechas importantes, o que necesita más tiempo para hacer tareas cotidianas, pero aún vive sola y maneja sus finanzas con ayuda mínima.

1.2.2. TNC mayor

Definición: Alteración más severa que interfiere directamente con la capacidad para realizar actividades de la vida diaria (bañarse, cocinar, administrar dinero, tomar medicamentos).

Ejemplo: Una persona que olvida cómo regresar a casa, confunde a sus familiares o no puede usar el microondas aunque lo haya hecho durante años.

Ambos grados deben ser confirmados clínicamente con evaluación médica y/o pruebas neuropsicológicas estandarizadas.

1.3. Deterioro cognitivo *vs.* envejecimiento normal

Envejecimiento normal:

- Es natural que con el paso de los años haya cierta lentificación cognitiva.
- No implica pérdida funcional.
- Las habilidades se conservan con experiencia y contexto.

Trastorno neurocognitivo:

- Es una patología progresiva o súbita que supera los cambios esperables por edad.
- Afecta de manera directa la funcionalidad y calidad de vida.

Comparación práctica

Función	Envejecimiento normal	Trastorno neurocognitivo
Olvidos	Ocasionales, sin afectar funcionalidad	Frecuentes, interrumpen actividades
Lenguaje	Dificultad leve para encontrar palabras	Afasia: problemas graves de expresión
Memoria reciente	Puede verse algo afectada	Severamente comprometida
Juicio y razonamiento	Generalmente conservados	Pueden deteriorarse seriamente
Desorientación	No ocurre	Síntoma cardinal

Ejemplo clínico

Juan, 72 años: a veces se le olvida dónde dejó las gafas. Sigue manejando, pagando sus cuentas y haciendo compras. → Envejecimiento normal.

Pedro, 74 años: confunde los días, no reconoce a su vecino, ha dejado de pagar facturas. → TNC mayor (probable alzhéimer).

1.4. Funciones cognitivas afectadas en los TNC

Cada TNC afecta diferentes dominios cognitivos, lo que permite diferenciar entre tipos de trastornos (alzhéimer, vascular, frontotemporal, etc.).

Principales funciones comprometidas:

1. Memoria episódica:
   - Recuerdos de eventos personales.
   - Muy afectada en el alzhéimer.
   - Ej.: olvidar haber asistido a un cumpleaños reciente.
2. Lenguaje (afasia):
   - Dificultad para encontrar palabras, formar frases coherentes o entender lo que se dice.
   - Ej.: decir "mesa" en vez de "silla".
3. Apraxia:
   - Incapacidad de realizar actos motores previamente aprendidos, pese a tener fuerza y movilidad.
   - Ej.: no saber cómo usar un peine o abotonarse la camisa.
4. Agnosia:
   - Dificultad para reconocer objetos, sonidos, rostros u olores conocidos.
   - Ej.: no reconocer la cara de un familiar o pensar que una cuchara es un bolígrafo.

5. Atención compleja:
   - Reducción en la capacidad para mantener, dividir o alternar la atención.
   - Ej.: no poder seguir una conversación en un restaurante ruidoso.
6. Funciones ejecutivas:
   - Fallas en la planificación, la toma de decisiones y el pensamiento abstracto.
   - Ejemplo: dificultad para preparar una comida organizada o para manejar el dinero.

En la evaluación clínica, la afectación combinada de varios de estos dominios puede orientar el diagnóstico.

1.5. Impacto del deterioro cognitivo en la vida del paciente

El TNC afecta no solo al paciente sino a todo su entorno.

Ámbitos de impacto:

- Funcionalidad diaria:
  - Pérdida de independencia, riesgo de accidentes, necesidad de supervisión.
- Identidad personal:
  - El paciente puede olvidar su biografía, habilidades, incluso su nombre.
  - Se afecta la conciencia del yo, lo que genera angustia o apatía.
- Relaciones familiares:
  - La desorientación y los cambios de conducta pueden generar conflictos, tristeza o incomprensión en los seres queridos.
- Salud emocional:
  - Es común encontrar depresión, ansiedad, irritabilidad o apatía.

- Riesgo social y ético:
  - Se compromete la capacidad legal, el consentimiento informado y el manejo de patrimonio.

Ejemplo clínico

María, de 80 años, comienza a olvidar cómo preparar su comida favorita. Al principio lo toma con humor, pero luego no reconoce la cocina. Su familia se ve obligada a intervenir, contratar cuidados y reorganizar su vida. Su nieta comenta: "es como si poco a poco se nos fuera desapareciendo" (figuras 1 y 2).

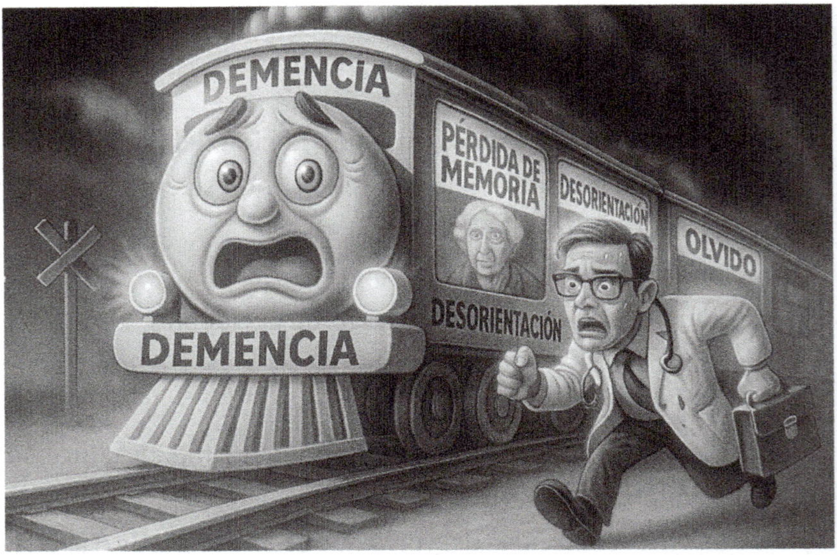

Figura 1. La imagen representa la progresión imparable de la demencia como un tren en marcha. El rostro del tren, con expresión de angustia, simboliza el miedo y la confusión del paciente. Las ventanas muestran síntomas característicos como pérdida de memoria, desorientación y olvido. El médico corre desesperadamente intentando intervenir, reflejando la lucha del personal de salud por frenar el avance de la enfermedad. Una imagen poderosa que invita a la reflexión sobre la importancia del diagnóstico temprano y el acompañamiento humano en el deterioro cognitivo.

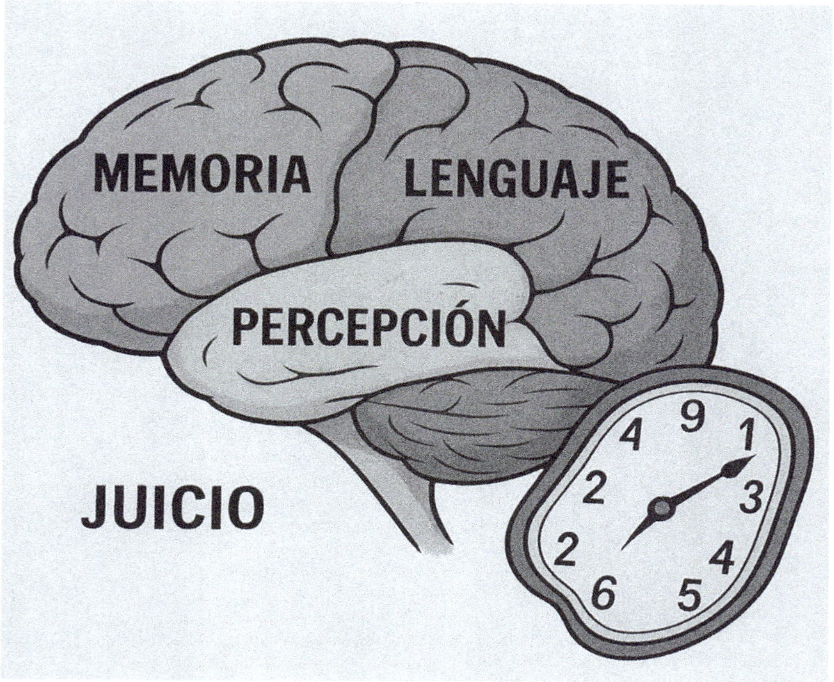

Figura 2. Áreas cognitivas afectadas por la demencia: La ilustración muestra las principales funciones del cerebro que se ven comprometidas en los distintos tipos de demencia, incluyendo la memoria, el lenguaje, la percepción, el juicio y la orientación temporal, simbolizada por el reloj deformado.

CAPÍTULO 2
Historia y evolución del concepto

2.1. Clasificación de los trastornos neurocognitivos según el DSM-5

¿Qué es el DSM-5?

El DSM-5 (*Manual diagnóstico y estadístico de los trastornos mentales*, quinta edición) es una herramienta clínica publicada por la American Psychiatric Association (APA). Establece criterios diagnósticos para los trastornos mentales, incluyendo los trastornos neurocognitivos (TNC).

Con la llegada del DSM-5 se abandonó el término tradicional de "demencia" por el más técnico y amplio "trastorno neurocognitivo", que permite clasificar el deterioro cognitivo en diferentes niveles y etiologías.

2.2. Clasificación general de los TNC

El DSM-5 distingue dos niveles de severidad para cada trastorno.

2.2.1. Trastorno neurocognitivo mayor

- Deterioro grave en uno o más dominios cognitivos.
- Interfiere con la independencia funcional: el paciente necesita ayuda para actividades diarias (comer, vestirse, tomar medicamentos, etc.).
- Comúnmente llamado "demencia" en contextos clínicos generales.

2.2.2. Trastorno neurocognitivo leve

- Deterioro modesto documentado.

- No interfiere con la independencia funcional, aunque puede requerirse mayor esfuerzo o estrategias compensatorias.
- Equivalente a "deterioro cognitivo leve (DCL)" en otras clasificaciones.

Ambos grados se diagnostican en función de una evaluación clínica y (cuando es posible) pruebas neuropsicológicas.

2.3. Dominios cognitivos evaluados

Los TNC se definen por el deterioro en uno o más de los siguientes seis dominios cognitivos:

1. Atención compleja.
   Ejemplo: dificultad para mantener la concentración en una conversación.
2. Función ejecutiva.
   Ejemplo: incapacidad para organizar una cita médica o manejar dinero.
3. Aprendizaje y memoria.
   Ejemplo: olvido constante de eventos recientes o rutas conocidas.
4. Lenguaje.
   Ejemplo: dificultad para nombrar objetos o comprender frases.
5. Percepción y habilidades motoras.
   Ejemplo: problemas para reconocer caras (prosopagnosia) o manipular objetos.
6. Cognición social.
   Ejemplo: pérdida de empatía o cambios en el juicio moral.

2.4. Clasificación por etiología

El DSM-5 especifica la causa probable o confirmada del TNC. Las principales categorías se exponen seguidamente.

2.4.1. TNC debido a enfermedad de Alzheimer

- Inicio insidioso, curso progresivo.
- Memoria y aprendizaje afectados desde etapas iniciales.
- Confirmación: historia clínica + biomarcadores.

2.4.2. TNC vascular

- Inicio súbito o escalonado.
- Relacionado con accidentes cerebrovasculares.
- Hallazgos en neuroimagen (lesiones isquémicas, infartos múltiples).

2.4.3. TNC con cuerpos de Lewy

- Fluctuación del estado cognitivo, alucinaciones visuales, síntomas motores tipo párkinson.

2.4.4. TNC debido a enfermedad de Parkinson

- El deterioro aparece después del inicio de los síntomas motores.

2.4.5. TNC frontotemporal

- Cambios profundos en personalidad, conducta y lenguaje.
- A menudo en personas más jóvenes (<65 años).

2.4.6. TNC debido a traumatismo craneal

- Secuela cognitiva postraumática.
- Puede acompañarse de síntomas psiquiátricos y neurológicos.

2.4.7. TNC debido debido a VIH

- Lentificación motora, apatía, deterioro ejecutivo.

2.4.8. TNC debido a sustancias o medicamentos

- Alcohol, benzodiacepinas, opioides, metales pesados, etc.

2.4.9. TNC debido a priones (ej. enfermedad de Creutzfeldt-Jakob)

- Curso extremadamente rápido y letal.
- Mioclonías, ataxia, deterioro global.

2.4.10. Otros

- Huntington, esclerosis múltiple, lupus, epilepsia, tumores, enfermedades metabólicas.

En todos los casos se debe determinar si el deterioro es leve o mayor, y especificar si hay biomarcadores disponibles o sospecha clínica razonable (figura 3).

2.5. Diferencias diagnósticas con otros manuales

DSM-5 *vs.* CIE-11 (OMS):

- La CIE-11 también incluye una categoría de trastornos neurocognitivos, pero usa un lenguaje menos técnico.
- El DSM-5 incluye una división más rica en dominios cognitivos y reconoce más etiologías específicas.

2.6. Ejemplo práctico de clasificación

Ejemplo clínico

Mujer de 76 años que presenta pérdida de memoria progresiva, dificultad para reconocer a sus hijos, problemas para cocinar y desorientación temporal. Neuroimagen: atrofia hipocampal bilateral. Diagnóstico DSM-5:

- Trastorno neurocognitivo mayor.
- Probablemente debido a enfermedad de Alzheimer.

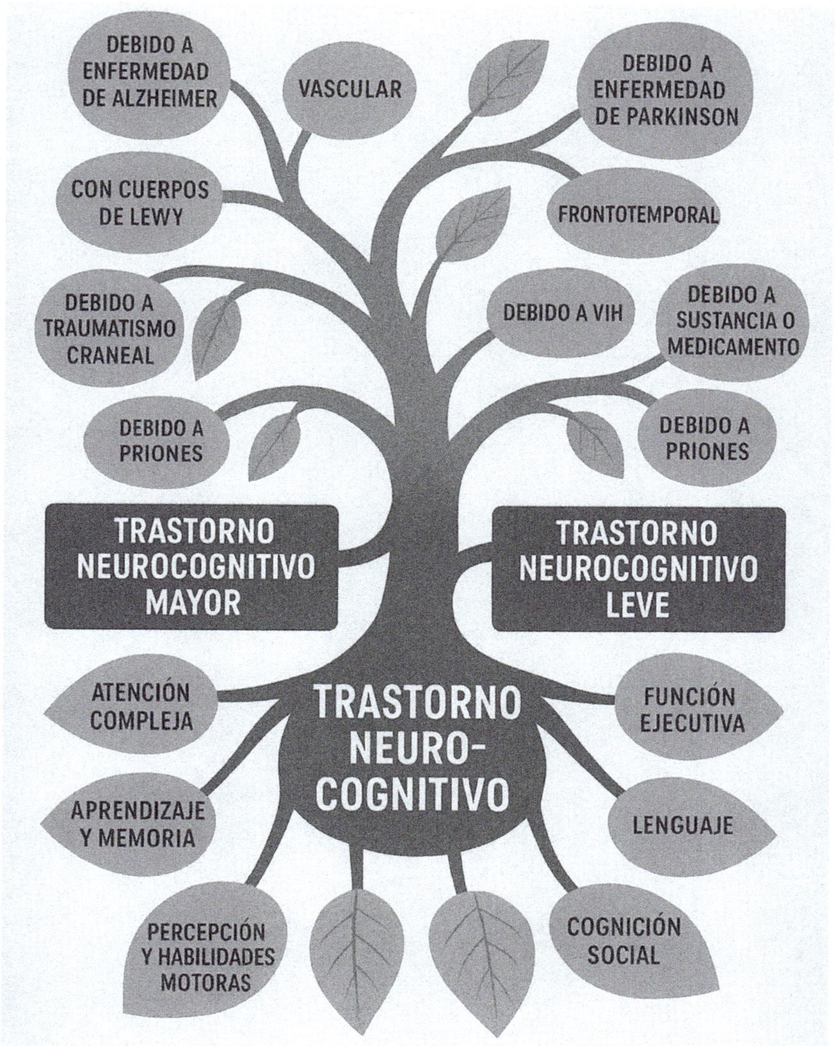

Figura 3. Clasificación de los trastornos neurocognitivos según el DSM-5: El árbol representa las raíces (funciones cognitivas afectadas), el tronco (trastorno neurocognitivo como diagnóstico general), y las ramas (causas específicas), lo que diferencia entre el trastorno mayor y el leve. Incluye etiologías como alzhéimer, párkinson, VIH, traumatismo craneal, entre otras.

CAPÍTULO 3
Neuroanatomía y neurofisiología de la cognición

3.1. Fundamentos de la neurocognición

La neurocognición es el estudio de cómo el cerebro posibilita los procesos mentales. Se basa en la interacción entre:

- Estructuras anatómicas (lóbulos, núcleos, redes).
- Procesos fisiológicos (transmisión sináptica, plasticidad, activación funcional).

Los trastornos neurocognitivos surgen cuando estas estructuras o procesos se dañan, ya sea de forma degenerativa, vascular, traumática o tóxica.

3.2. Estructuras cerebrales clave en la cognición

El cerebro está dividido en lóbulos, cada uno especializado en funciones cognitivas. Aquí se detallan los principales con sus funciones.

3.2.1. Lóbulo frontal

- Funciones ejecutivas: planificación, juicio, toma de decisiones.
- Lenguaje (área de Broca): producción del habla.
- Motricidad voluntaria (corteza motora).
- Emoción y conducta social (corteza orbitofrontal y ventromedial).
- Ejemplo clínico: Daño en la región dorsolateral prefrontal puede producir apatía, perseveración o impulsividad.

3.2.2. Lóbulo temporal

- Memoria episódica (hipocampo y corteza entorrinal).

- Comprensión del lenguaje (área de Wernicke).
- Audición y reconocimiento de sonidos.
- Ejemplo clínico: En el alzhéimer, el daño temprano al hipocampo causa pérdida de memoria reciente.

3.2.3. Lóbulo parietal

- Percepción espacial y orientación.
- Integración sensorial.
- Cálculo y construcción visual.
- Ejemplo clínico: En la demencia con cuerpos de Lewy puede haber desorientación visuoespacial o alucinaciones visuales.

3.2.4. Lóbulo occipital

- Procesamiento visual primario.
- Percepción consciente de formas, colores y movimiento.
- Ejemplo clínico: Agnosia visual si hay daño bilateral.

3.2.5. Corteza cingulada y corteza insular

- Cingulada anterior: atención, motivación, toma de decisiones.
- Ínsula: conciencia de uno mismo, emociones, interocepción.

3.2.6. Cerebelo y ganglios basales

- Participan en funciones cognitivas no motoras como el aprendizaje, la atención y el tiempo.
- Muy relevantes en enfermedades como Parkinson y Huntington.

3.3. Redes neuronales cognitivas

La cognición no depende de áreas aisladas sino de redes funcionales que trabajan en conjunto.

3.3.1. Red ejecutiva fronto-parietal

- Control consciente de la atención y decisiones.
- Conectividad entre corteza dorsolateral prefrontal y parietal posterior.

3.3.2. *Red Default Mode* (Red por defecto)

- Activa en reposo mental, introspección, pensamiento autobiográfico.
- Se desregula en alzhéimer (hipoconectividad en hipocampo y corteza precuneal).

3.3.3. Red límbica

- Implicada en memoria, emoción y motivación.
- Incluye hipocampo, amígdala, giro cingulado.

3.4. Procesos neurofisiológicos fundamentales

Los siguientes mecanismos celulares son esenciales para la cognición y se ven afectados en los TNC (figura 4).

3.4.1. Neurotransmisores

- Acetilcolina: clave en la memoria (deficiente en alzhéimer).
- Dopamina: involucrada en la motivación, la atención y la recompensa (alterada en párkinson).
- Glutamato y GABA: garantizan el balance excitatorio/inhibitorio.
- Serotonina y noradrenalina: modulan el humor, la atención y la impulsividad.

3.4.2. Plasticidad sináptica

- Capacidad del cerebro para adaptarse, aprender y crear nuevas conexiones.

- Se deteriora con el envejecimiento y las enfermedades neurodegenerativas.

3.4.3. Neuroinflamación y estrés oxidativo

- Procesos crónicos de inflamación cerebral pueden dañar neuronas.
- En el alzhéimer y el TNC vascular hay neuroinflamación persistente.

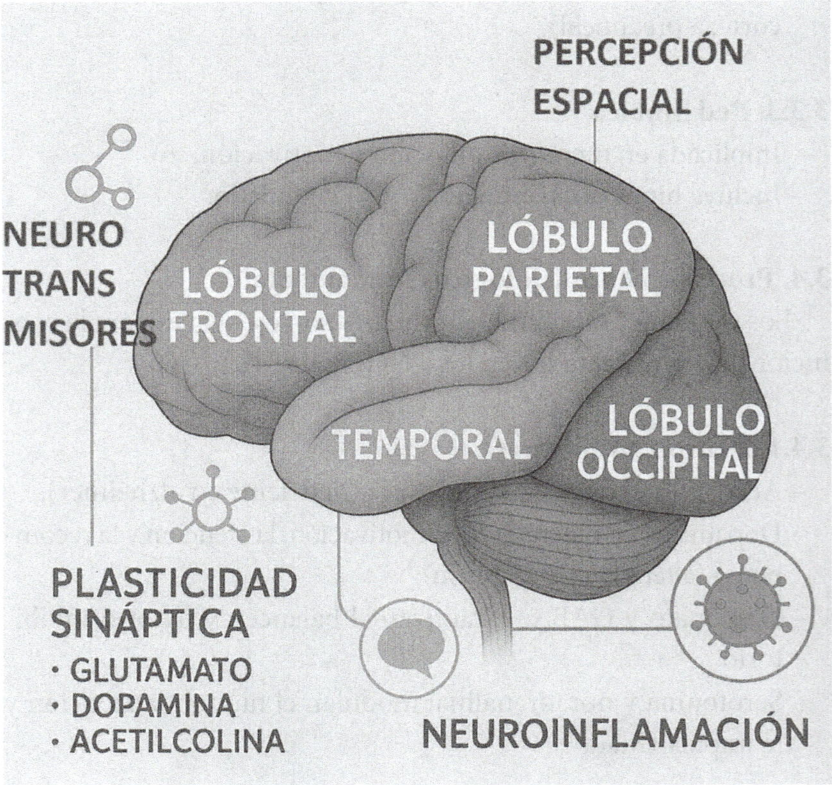

Figura 4. Relación entre las estructuras cerebrales y procesos neurobiológicos en la demencia: Se destacan los lóbulos cerebrales implicados (frontal, parietal, temporal y occipital), así como factores clave como la percepción espacial, los neurotransmisores, la plasticidad sináptica (glutamato, dopamina, acetilcolina) y la neuroinflamación, todos ellos alterados en los trastornos neurocognitivos.

3.5. Correlatos neuroanatómicos por dominio cognitivo

Función cognitiva	Región principal	Patologías asociadas
Memoria episódica	Hipocampo, corteza entorrinal	Alzhéimer, epilepsia temporal
Lenguaje	Áreas de Broca y Wernicke, fascículo arcuato	Afasias, alzhéimer, frontotemporal
Atención	Lóbulo parietal, cingulado anterior	TNC vascular, TDAH adulto, cuerpos de Lewy
Función ejecutiva	Corteza prefrontal dorsolateral	TNC frontotemporal, párkinson, TCE
Cognición social	Corteza orbitofrontal, amígdala, ínsula	TNC frontotemporal variante conductual
Percepción visual	Lóbulo occipital y parietal posterior	Agnosias, cuerpos de Lewy, alzhéimer

CAPÍTULO 4
De la amencia a la demencia. Historia del concepto

4.1. Orígenes del concepto de deterioro mentalción

La preocupación por el deterioro de la mente, en la vejez o en condiciones patológicas, es milenaria. En civilizaciones antiguas como Egipto, Grecia y Roma ya se describían casos de personas mayores que olvidaban, se desorientaban o actuaban "como niños", aunque estos casos eran atribuidos a causas sobrenaturales o espirituales.

En la Grecia clásica:

- Hipócrates (460 a.C.) y Galeno propusieron teorías humoralistas: la "vejez senil" era vista como un enfriamiento del cerebro.
- No existía una categoría diagnóstica clara, pero sí una diferenciación entre locura, manía, melancolía y senilidad.

4.2. Amencia: el antecedente histórico

Definición original de Amencia:

En la medicina del siglo XIX y principios del XX, "amencia" era un término que describía un estado de falta o carencia congénita de desarrollo mental. Se consideraba diferente de la "demencia", la cual era adquirida.

- Amentia ≈ discapacidad intelectual congénita.
- Demencia ≈ pérdida de capacidades mentales previamente adquiridas.

Uso clínico

- Amencia aparecía en manuales médicos europeos como un diagnóstico que abarcaba diferentes grados de "idiocia" o

“imbecilidad” (términos hoy obsoletos y considerados ofensivos).
- Era común en hospitales psiquiátricos, donde se agrupaban pacientes con esquizofrenia, epilepsia y amencia bajo un mismo paraguas institucional.

Hoy el término “amencia” ha sido totalmente descartado, y se usa en su lugar el concepto de “trastorno del neurodesarrollo intelectual”.

4.3. Nacimiento del concepto moderno de demencia

Durante el siglo XIX psiquiatras alemanes y franceses comenzaron a diferenciar más claramente las enfermedades mentales del deterioro cognitivo:

Philippe Pinel y Esquirol:
- Introdujeron términos como “demence” (demencia) para describir la pérdida progresiva de facultades mentales en adultos mayores.
- Se distinguía de la locura aguda por su curso lento e irreversible.

Emil Kraepelin (1856–1926):
- Diferenció entre la “demencia precoz” (hoy conocida como esquizofrenia) y la demencia senil.
- Fue uno de los primeros en clasificar trastornos mentales sobre la base de su curso evolutivo.

4.4. El caso de Auguste Deter y la enfermedad de Alzheimer

En 1906, el médico alemán Alois Alzheimer presentó el caso de una mujer de 51 años, Auguste Deter, que presentaba pérdida de memoria, desorientación, agresividad y deterioro progresivo.

Tras su muerte, Alzheimer examinó su cerebro y descubrió:
- Placas seniles (depósitos de beta amiloide).

- Ovillos neurofibrilares (tau hiperfosforilada).
- Atrofia cortical.

Así nació el concepto de "enfermedad de Alzheimer", distinta de la demencia senil común. Hoy se considera que la mayoría de los casos de demencia senil son, en realidad, alzhéimer no diagnosticado.

4.5. Evolución en los manuales diagnósticos

CIE (OMS):

- Desde la CIE-6 hasta la actual CIE-11, se ha usado el término "demencia" hasta que fue reemplazado por "trastorno neurocognitivo" para reducir el estigma y ampliar el alcance clínico.

DSM:

- DSM-I y DSM-II (1950-1960): usaban el término "síndrome orgánico cerebral".
- DSM-III y DSM-IV: introducen y definen tipos de "demencia".
- DSM-5 (2013): reemplaza el término "demencia" por "trastorno neurocognitivo" mayor o leve.

4.6. De la demencia a los TNC: un cambio de paradigma

La transición del concepto de "demencia" a "trastorno neurocognitivo" implica:

- Un enfoque dimensional (leve–mayor).
- Mayor énfasis en la etiología específica (alzhéimer, vascular, etc.).
- Incorporación de pruebas neuropsicológicas, biomarcadores y neuroimagen.
- Disminución del estigma asociado a la palabra "demencia".

Este cambio refleja una comprensión más profunda y respetuosa del deterioro cognitivo como una entidad médica con múltiples causas y formas de presentación.

CAPÍTULO 5
El descubrimiento del alzhéimer

5.1. ¿Quién fue Alois Alzheimer?

Alois Alzheimer (1864–1915) fue un psiquiatra y neurólogo alemán, discípulo de Emil Kraepelin, quien trabajaba en Frankfurt y luego en Múnich. Su trabajo pionero sentó las bases para comprender las enfermedades neurodegenerativas como entidades clínicas distintas de la simple "demencia senil". Fue uno de los primeros médicos en correlacionar síntomas clínicos con hallazgos anatomopatológicos *post mortem* en el cerebro.

5.2. El caso de Auguste Deter

En 1901 Alois Alzheimer atendió a una paciente de 51 años, Auguste Deter, quien presentaba:

- Pérdida de memoria reciente.
- Desorientación en tiempo y lugar.
- Alucinaciones.
- Cambios de conducta.
- Incapacidad para realizar tareas básicas.

Auguste murió en 1906. Alzheimer realizó una autopsia y estudió su cerebro con técnicas histológicas novedosas para la época (tinción de Bielschowsky).

5.3. Hallazgos patológicos

Al examinar el cerebro de Auguste, Alzheimer encontró dos lesiones características que más tarde serían los marcadores histopatológicos de la enfermedad que llevaría su nombre.

5.3.1. Placas seniles o neuríticas

- Acumulaciones extracelulares de beta amiloide (Aβ).
- Se localizan entre neuronas.
- Disruptivas para la transmisión sináptica.

5.3.2. Ovillos neurofibrilares

- Estructuras intraneuronales compuestas por proteína tau hiperfosforilada.
- Afectan el esqueleto interno de las neuronas.
- Provocan degeneración y muerte neuronal.

Alzheimer documentó atrofia cerebral difusa, pérdida de neuronas y dilatación ventricular.

5.4. Presentación oficial y reconocimiento

Alzheimer presentó sus hallazgos el 3 de noviembre de 1906 en una conferencia de psiquiatría en Tübingen con el título: *Una enfermedad peculiar de la corteza cerebral.*

Al principio su descubrimiento no causó gran impacto. Sin embargo, su colega Emil Kraepelin reconoció la importancia del hallazgo y lo inmortalizó en la edición de 1910 de su manual, llamándola, por primera vez, "enfermedad de Alzheimer" (figura 5).

5.5. Importancia clínica del descubrimiento

El caso de Alzheimer marcó el inicio de una nueva era en el estudio del deterioro cognitivo y permitió:

- Diferenciar el envejecimiento normal de una enfermedad específica.
- Reconocer que personas relativamente jóvenes podían padecer un tipo de demencia degenerativa.
- Establecer una correlación clínico-patológica precisa, esencial para la medicina moderna.

Hoy se sabe que los cambios histológicos pueden comenzar 20 años antes de los primeros síntomas clínicos.

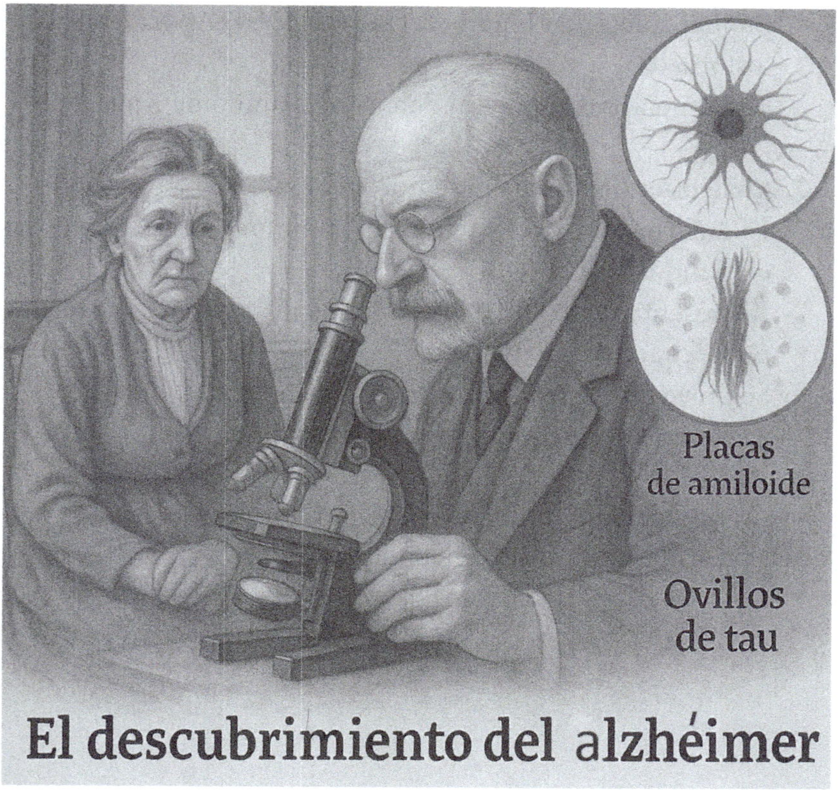

Figura 5. Representación del descubrimiento del alzhéimer: Imagen inspirada en el trabajo del Dr. Alois Alzheimer, quien en 1906 identificó por primera vez las placas de beta amiloide y los ovillos neurofibrilares de tau en el cerebro de una paciente con deterioro cognitivo severo, lo que marcó el inicio del conocimiento científico sobre esta enfermedad.

5.6. Avances posteriores en la investigación

A lo largo del siglo XX y XXI el legado de Alzheimer ha guiado investigaciones que han identificado:

- Genética implicada (APOE4, PSEN1/2, APP).
- Técnicas de neuroimagen para detectar amiloide y tau en vida (PET, MRI).

- Biomarcadores en líquido cefalorraquídeo (Aβ42, tau total y fosforilada).
- Tratamientos dirigidos al depósito de amiloide y tau.

5.7. Alzhéimer hoy: una epidemia silenciosa

- La enfermedad afecta a más de 55 millones de personas en el mundo.
- Representa del 60 al 70 % de todos los casos de trastornos neurocognitivos mayores.
- Se prevé que se triplique para el año 2050.
- Tiene un enorme impacto social, familiar y económico.

La Organización Mundial de la Salud (OMS) la considera una de las prioridades globales de salud pública.

CAPÍTULO 6
El desarrollo de los manuales diagnósticos

6.1. El desafío de clasificar el deterioro cognitivo

A lo largo de la historia médica uno de los mayores retos ha sido distinguir entre diferentes causas de deterioro cognitivo. ¿Es una condición psiquiátrica? ¿Es parte del envejecimiento normal? ¿Es una enfermedad neurológica degenerativa?

Para responder a estas preguntas se desarrollaron manuales diagnósticos. Estos son esenciales para que los médicos puedan unificar criterios, realizar investigaciones y ofrecer tratamientos consistentes.

6.2. El DSM: Manual diagnóstico y estadístico de los trastornos mentales

- Publicado por primera vez en 1952 por la American Psychiatric Association (APA).
- Hoy en su quinta edición (DSM-5, publicada en 2013).

Evolución del tratamiento de la demencia/TNC en el DSM

Edición del DSM	Término usado	Características clave
DSM-I (1952)	Síndrome cerebral orgánico	Causa imprecisa, enfoque neurológico general
DSM-II (1968)	Demencia senil/orgánica	Se reconocen causas como arteriosclerosis

Edición del DSM	Término usado	Características clave
DSM-III (1980)	Demencia, alzhéimer diferenciado	Se separa de otras psicosis
DSM-IV (1994)	Demencia de tipo alzhéimer	Se exigen criterios más específicos
DSM-5 (2013)	Trastorno neurocognitivo mayor y leve	Se eliminó el término "demencia", se introdujo clasificación dimensional y etiológica

El DSM-5 supuso un cambio de paradigma: no solo modificó el nombre sino que introdujo una visión más amplia, precisa y menos estigmatizante del deterioro cognitivo (figura 6).

6.3. La clasificación internacional de enfermedades (CIE)

Publicada por la OMS:

- Su versión más reciente es la CIE-11 (lanzada en 2022).
- Utilizada por gobiernos y sistemas de salud en todo el mundo.

Enfoque:

- Más accesible y clínicamente amplia.
- Compatible con el DSM pero menos detallada en dominios cognitivos.
- El término "trastorno neurocognitivo" también fue adoptado por la CIE-11.

6.4. Justificación del cambio terminológico: ¿Por qué dejar de usar "demencia"?

Problemas del término "demencia":

- Proviene del latín *de-mentis*: sin mente.
- Asociado a locura, decrepitud, inutilidad.
- Carga emocional y estigma social.

Beneficios del término "trastorno neurocognitivo":
- Más preciso desde el punto de vista neurocientífico.
- Permite una clasificación dimensional (leve y mayor).
- Favorece la detección temprana y la prevención.
- Se enfoca en el deterioro funcional y en la etiología subyacente.

El objetivo no es solo diagnosticar sino comprender el proceso y actuar desde la medicina, la psicología, la neurociencia y el trabajo social.

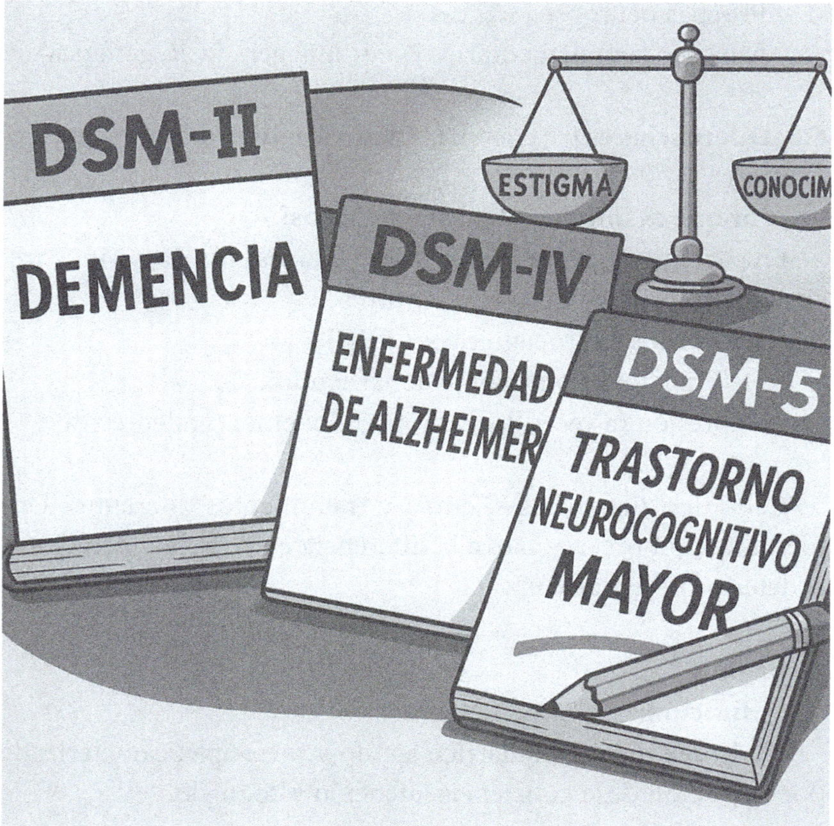

Figura 6. Evolución del diagnóstico en los manuales DSM: La imagen muestra cómo ha cambiado la terminología diagnóstica en los manuales del DSM, desde "demencia" en el DSM-II, pasando por "enfermedad de Alzheimer" en el DSM-IV, hasta "trastorno neurocognitivo mayor" en el DSM-5. Esta transformación refleja avances en el conocimiento científico y un esfuerzo por reducir el estigma asociado a estos trastornos.

6.5. Criterios diagnósticos actuales para TNC según el DSM-5

Requiere:

- Evidencia de deterioro cognitivo en uno o más dominios.
- Cambio respecto al funcionamiento previo.
- Impacto funcional leve o mayor (determina la gravedad).
- Sospecha o confirmación de la etiología (alzhéimer, vascular, etc.).

Se recomienda el uso de:

- Evaluación clínica estructurada.
- Pruebas neuropsicológicas.
- Estudios complementarios (neuroimagen, LCR, genética).

6.6. Diferencias entre trastorno neurocognitivo, *delirium* y depresión

¿Por qué es importante diferenciarlos?

En pacientes mayores o con enfermedades crónicas es muy frecuente la confusión diagnóstica entre:

- Trastornos neurocognitivos (TNC).
- *Delirium* (síndrome confusional agudo).
- Depresión (a veces llamada "pseudodemencia depresiva").

Cada uno tiene causas, curso y tratamientos diferentes. Una identificación precisa marca la diferencia entre la recuperación y el deterioro progresivo.

Delirium

Definición:

Síndrome neuropsiquiátrico agudo y reversible, caracterizado por alteración de la conciencia, atención y cognición

Causas frecuentes:

- Infecciones (ITU, neumonía).
- Fármacos (benzodiacepinas, anticolinérgicos).
- Dolor, deshidratación, hipoxia, hospitalización.

Inicio y curso:

- Inicio brusco (horas o días)
- Curso fluctuante a lo largo del día.

Síntomas:

- Confusión, desorientación, agitación o somnolencia.
- Alucinaciones visuales o ideas paranoides.
- Inatención marcada.

Es una urgencia médica. Requiere identificar y tratar la causa subyacente.

Depresión en adultos mayores

Características:

- Tristeza, apatía, anhedonia.
- Quejas cognitivas (dificultad de concentración, olvido).
- Alteraciones del sueño, apetito y energía.

¿Qué es la "pseudodemencia depresiva"?

Un subtipo de depresión en el que el paciente presenta síntomas similares a los de un TNC, como olvidos o lentitud mental. A diferencia del alzhéimer, el paciente:

- Suele reconocer sus dificultades.
- Muestra variabilidad emocional.
- Mejora con tratamientos antidepresivo.

Trastorno neurocognitivo (TNC)

- Inicio lento y progresivo.
- No mejora con tratamiento antidepresivo.
- El paciente muchas veces no es consciente de su deterioro (anosognosia).
- Afecta la memoria, el lenguaje, el juicio, la orientación y la funcionalidad.

TNC *vs. delirium vs.* depresión

Característica	TNC	*Delirium*	Depresión
Inicio	Lento, insidioso	Súbito, horas-días	Variable, días-semanas
Curso	Progresivo	Fluctuante, a lo largo del día	Variable, puede mejorar
Conciencia	Normal	Alterada	Normal
Atención	Levemente alterada	Gravemente afectada	Afectada por distracción o fatiga
Memoria	Afectada de forma estructural	Desorganizada o incoherente	Afectada pero recuperable
Juicio	Deteriorado	Inconsistente	Conservado o pesimista
Autoconciencia	Frecuente-mente ausente (anosognosia)	Parcial o ausente	Conservada
Respuesta a tratamiento	Progresión continua	Mejora al corregir la causa	Buena con antidepresivos

Herramientas clínicas para el diagnóstico diferencial

- CAM (Confusion Assessment Method) → para *delirium*.
- GDS (Geriatric Depression Scale) → para depresión.
- MoCA / MMSE / RUDAS → para TNC.

La evaluación interdisciplinaria y el seguimiento longitudinal son clave para confirmar el diagnóstico (figura 7).

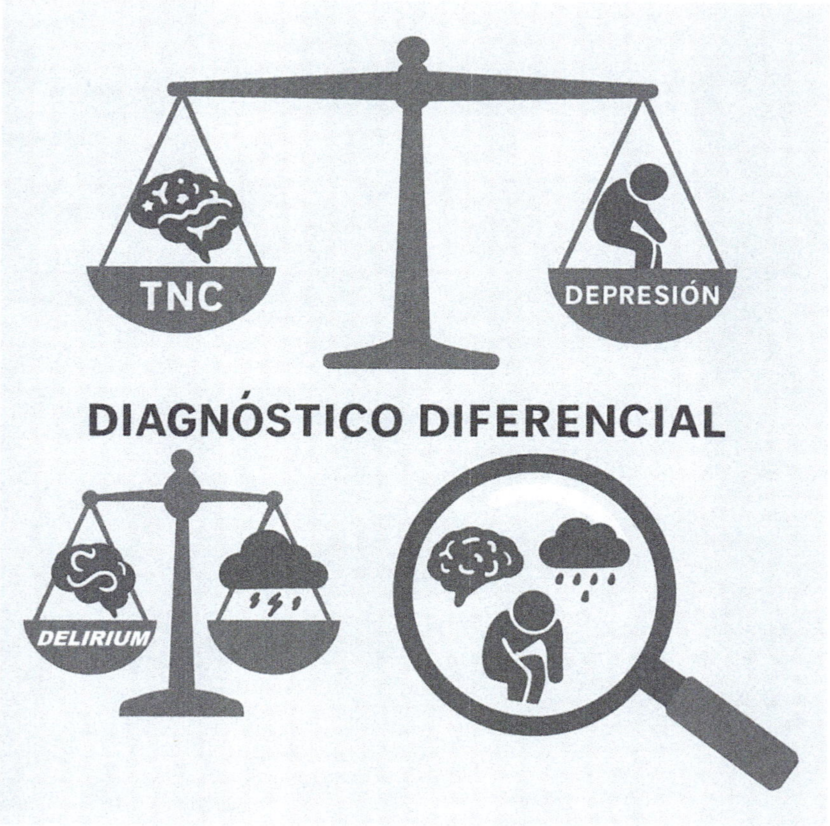

Figura 7. Esta imagen representa la importancia de diferenciar entre TNC, depresión y *delirium*, ya que comparten síntomas similares pero requieren abordajes clínicos distintos. El equilibrio entre escalas simboliza la evaluación cuidadosa necesaria para un diagnóstico preciso.

CAPÍTULO 7
Enfermedad de Alzheimer

7.1. Fases clínicas de la enfermedad de Alzheimer

La progresión de la enfermedad sigue una evolución lenta pero continua, que puede dividirse en tres fases principales:

Fase leve (inicio insidioso)

- Síntoma cardinal: pérdida de memoria reciente (memoria episódica).
- Dificultades para recordar conversaciones recientes o dónde dejó objetos.
- Conservación de la orientación, el lenguaje y la funcionalidad básica.
- Ejemplo: una mujer de 72 años repite la misma historia sin recordar que ya la contó. Olvida pagar una factura o confunde la fecha de una cita.

Fase moderada

- Mayor deterioro cognitivo generalizado: desorientación temporal, dificultades en el lenguaje, juicio alterado.
- Pérdida de independencia funcional (no puede manejar finanzas, medicación).
- Síntomas conductuales: apatía, irritabilidad, agitación, ideas delirantes.
- Ejemplo: el paciente deja la estufa encendida, se pierde en su propio vecindario o acusa a familiares de robarle.

Fase severa

- Dependencia total: pérdida del lenguaje, incontinencia, acinesia.

- Complicaciones médicas: infecciones, desnutrición, úlceras por presión.
- El paciente puede no reconocer a sus seres queridos ni responder a estímulos.
- Ejemplo: una mujer que alguna vez fue profesora universitaria ya no habla, necesita ayuda para comer y no reconoce a su hija.

7.2. Fisiopatología: placas beta amiloides y ovillos de tau

La enfermedad de Alzheimer es una neuropatología degenerativa progresiva caracterizada por:

Placas de beta amiloide (Aβ)

- Depósitos extracelulares de proteína Aβ42 mal plegada.
- Se acumulan entre neuronas e interfieren con la sinapsis.
- Inician una cascada inflamatoria y oxidativa.

Ovillos neurofibrilares de tau

- Acumulaciones intracelulares de proteína tau hiperfosforilada.
- Dañan el citoesqueleto neuronal y conducen a la muerte celular.
- Relacionados con el grado de deterioro clínico.

El daño neuronal comienza en el hipocampo y se extiende a la corteza temporal, parietal y finalmente frontal (figura 8).

7.3. Diagnóstico y biomarcadores

Diagnóstico clínico

Basado en criterios del DSM-5 y de NIA-AA (National Institute on Aging – Alzheimer's Association):

- Deterioro progresivo de memoria + otro dominio cognitivo.
- Inicio insidioso, sin otras causas mejor explicadas.
- Confirmación con neuroimagen y biomarcadores.

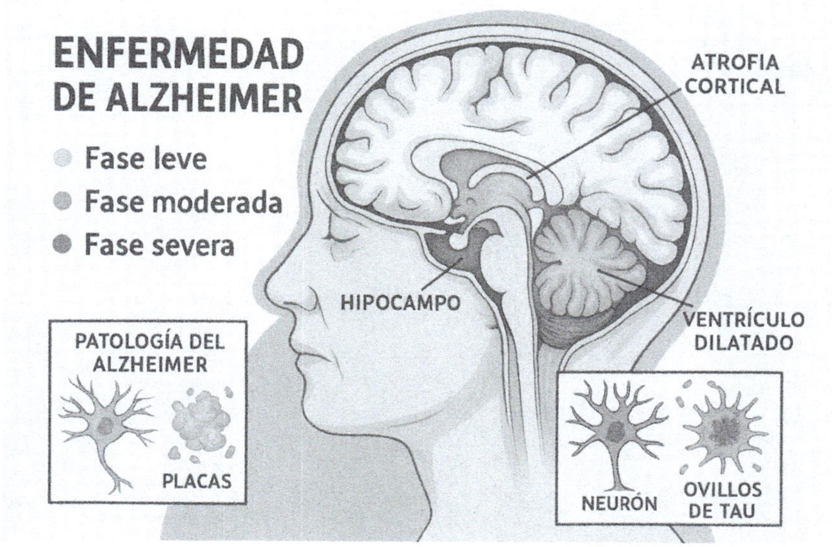

Figura 8. Cambios cerebrales en la enfermedad de Alzheimer: Ilustración de las fases de progresión (leve, moderada y severa) y su impacto en el cerebro, que incluye atrofia cortical, dilatación ventricular y afectación del hipocampo. Se destacan también las principales lesiones neuropatológicas: placas de beta amiloide y ovillos neurofibrilares de tau.

Neuroimagen:

- RMN: atrofia de hipocampo, dilatación ventricular.
- PET-FDG: hipometabolismo temporoparietal.
- PET-amiloide/tau: detecta acumulación patológica.

Biomarcadores en LCR

Biomarcador	Resultado en alzhéimer
Beta amiloide 42	Disminuido
Tau total	Aumentado
Tau fosforilada	Aumentado

En combinación, estos biomarcadores permiten un diagnóstico en fase preclínica, antes de los síntomas.

CAPÍTULO 8
Demencia frontotemporal

8.1. ¿Qué es la demencia frontotemporal?

La demencia frontotemporal (DFT) es un trastorno neurodegenerativo progresivo que afecta principalmente los lóbulos frontales y temporales, lo que provoca alteraciones profundas en la conducta, la personalidad, el juicio, el lenguaje y las emociones (figura 9).

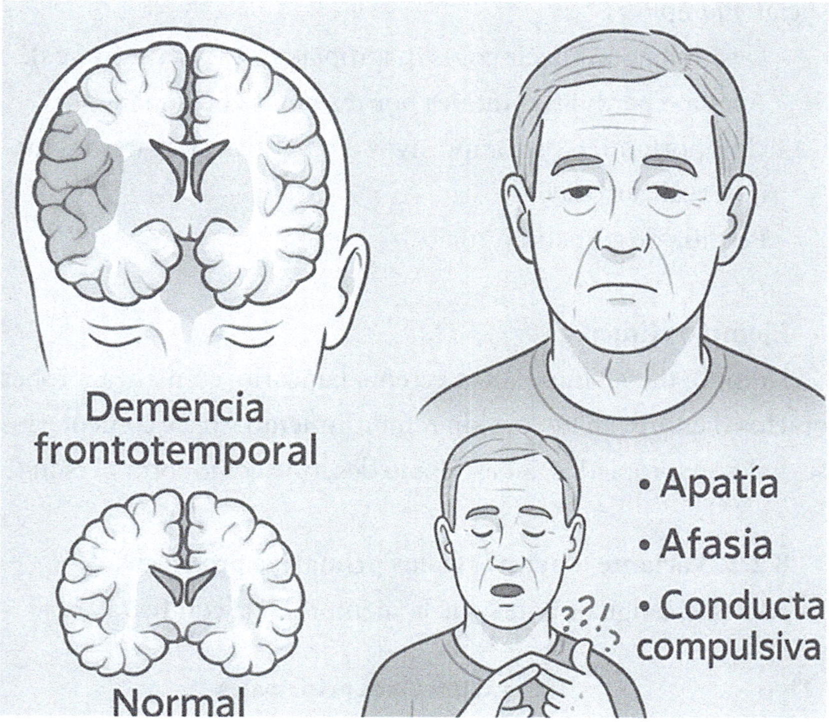

Figura 9. La imagen muestra la atrofia característica de los lóbulos frontal y temporal en comparación con un cerebro normal. Se destacan los síntomas principales como apatía, afasia y conductas compulsivas, típicos de esta forma de demencia que afecta el comportamiento, el lenguaje y la personalidad.

- Representa hasta el 10–20 % de los TNC en personas menores de 65 años.
- Tiene un curso más rápido que el alzhéimer.
- En ocasiones no afecta la memoria en fases iniciales, lo que puede retrasar su diagnóstico.

8.2. Subtipos clínicos principales

8.2.1. Variante conductual (bvFTD)

Cambios notorios en la personalidad, el juicio y la conducta social. Ejemplos:

- Desinhibición (decir cosas inapropiadas, tocar a extraños).
- Apatía o pérdida de interés por relaciones personales.
- Comportamientos compulsivos o repetitivos (lavarse las manos, realizar rituales).
- Pérdida de empatía y juicio.

Ejemplo clínico

Hombre de 58 años, antes gerente bancario, comienza a robar objetos menores en tiendas sin remordimiento y hace comentarios sexuales inapropiados. Su esposa lo describe como "otra persona".

8.2.2. Variante afásica (afasias primarias progresivas)

Afecta el lenguaje antes que la memoria o la conducta.

Tipo	Características principales
No fluente (PNFA)	Dificultad para hablar, habla entrecortada, esfuerzo
Semántica (SV)	Pérdida de significado de palabras, lenguaje fluido pero vacío

Ejemplo clínico

Mujer de 62 años que comienza a olvidar palabras como "reloj", "teléfono", y emplea términos genéricos como "eso". Aún puede cocinar y hacer las compras, pero su lenguaje pierde contenido.

8.3. Diagnóstico diferencial con alzhéimer

Característica	DFT	Alzhéimer
Edad de inicio	45–65 años	>65 años
Síntoma inicial	Conducta o lenguaje	Memoria
Progresión	Rápida	Lenta
Autoconciencia del deterioro	Frecuentemente ausente (anosognosia)	A menudo presente
Afecto y juicio social	Gravemente alterado	Conservado en fases iniciales
Imagen por RMN	Atrofia frontotemporal focal	Atrofia hipocampal y temporoparietal
Pruebas neuropsicológicas	Fluencia verbal y juicio alterado	Memoria verbal afectada desde el inicio

8.4. Causas genéticas y fisiopatología

- Hasta un 30-40 % de los casos tiene un componente hereditario.
- Genes implicados:
  - MAPT (proteína tau).
  - GRN (progranulina).
  - C9orf72 (asociado también a ELA).

Hallazgos patológicos:

- Depósitos de proteína tau (como en alzhéimer).
- Inclusiones de TDP-43 o FUS, según el subtipo.

8.5. Manejo clínico y evolución

- No existe cura ni tratamiento específico.
- El tratamiento es sintomático:
  - ISRS para conductas desinhibidas o compulsivas.
  - Terapias del lenguaje en afasias.
- El apoyo familiar es esencial, ya que las alteraciones pueden ser devastadoras.

La evolución suele ser de 6 a 10 años, con pérdida progresiva de funcionalidad y eventual dependencia total.

CAPÍTULO 9
Trastorno neurocognitivo vascular

9.1. ¿Qué es el TNC vascular?

El trastorno neurocognitivo vascular es la segunda causa más común de demencia, después del alzhéimer, y se produce por lesiones cerebrales derivadas de alteraciones en la irrigación cerebral (figura 10).

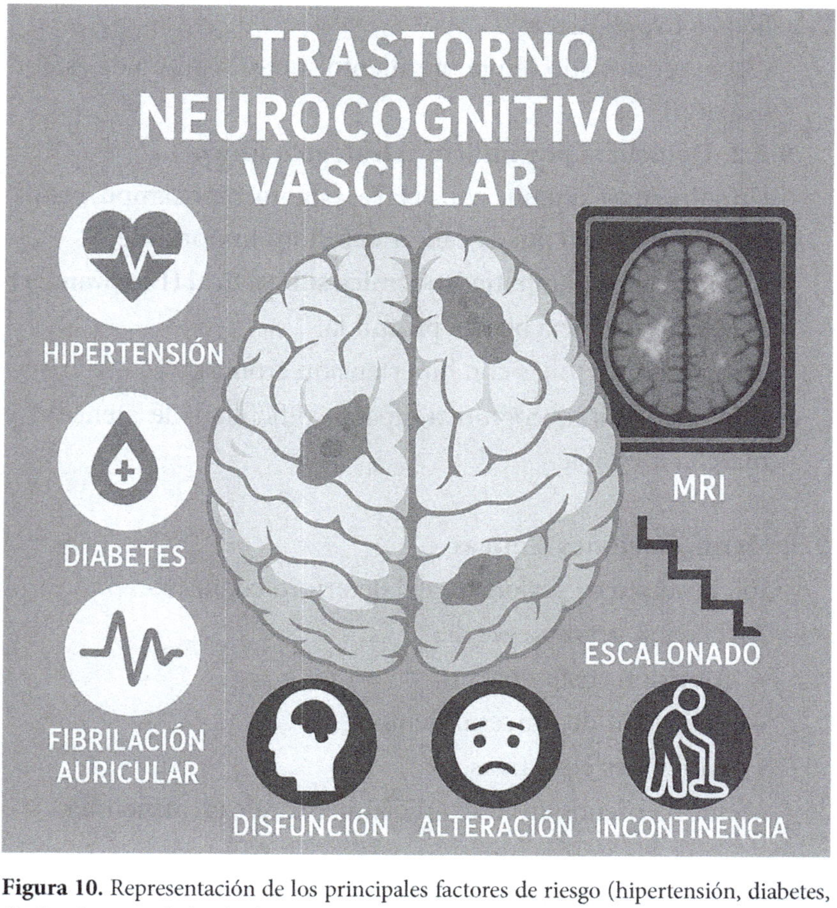

Figura 10. Representación de los principales factores de riesgo (hipertensión, diabetes, fibrilación auricular) y las lesiones cerebrales asociadas, visibles en estudios de imagen (MRI). Se destaca su curso escalonado y síntomas como disfunción cognitiva, alteración del estado de ánimo e incontinencia.

- Las neuronas mueren por falta de oxígeno (isquemia) debido a infartos, oclusiones, hemorragias o daño microvascular progresivo.
- El cuadro clínico depende de la localización y número de lesiones vasculares.

9.2. Tipos de TNC vascular

9.2.1. Demencia por infarto múltiple

- Múltiples infartos corticales acumulados por eventos embólicos o trombóticos.
- Curso escalonado (empeoramiento súbito seguido de estabilización).

9.2.2. Demencia por infarto estratégico único

- Un solo infarto en una zona clave (tálamo, hipocampo, ínsula, ganglios basales) puede causar deterioro importante.

9.2.3. Leucoencefalopatía isquémica subcortical (Binswanger)

- Afecta la sustancia blanca profunda.
- Común en personas con hipertensión crónica.
- Provoca lentitud cognitiva, apatía, dificultad de atención y marcha inestable.

9.3. Manifestaciones clínicas

- Inicio súbito o escalonado del deterioro cognitivo.
- Afectación prominente de:
    - Atención sostenida.
    - Velocidad de procesamiento.
    - Funciones ejecutivas.
- Memoria menos afectada inicialmente que en alzhéimer.

Signos acompañantes:

- Marcha inestable.

- Incontinencia urinaria.
- Labilidad emocional.

Ejemplo clínico

Paciente hipertenso de 75 años, tras un ACV comienza a mostrar olvidos, dificultad para planificar y torpeza al caminar. La resonancia magnética nuclear (RMN) muestra infartos lacunares múltiples.

9.4. Evaluación diagnóstica

Neuroimagen:

- RMN: clave para diagnóstico. Muestra infartos antiguos, lesiones lacunares, hiperintensidades en sustancia blanca.
- TC: útil para detectar infartos grandes o hemorragias agudas.

Criterios clínicos:

- NINDS-AIREN y DSM-5: requieren evidencia de deterioro cognitivo y lesión cerebrovascular documentada.
- Historia de eventos vasculares + deterioro funcional = sospecha alta.

9.5. Factores de riesgo principales

- Hipertensión arterial.
- Diabetes *mellitus*.
- Tabaquismo.
- Dislipidemia.
- Fibrilación auricular.
- Aterosclerosis carotídea.

Controlar estos factores puede reducir la progresión del TNC vascular y prevenir nuevos eventos.

9.6. Tratamiento y pronóstico

No hay fármacos específicos, pero es fundamental el manejo vascular:

- Control de presión arterial, lípidos y glucosa.
- Antiagregantes plaquetarios.
- Rehabilitación neurocognitiva y física.

En casos mixtos con alzhéimer se puede considerar memantina o inhibidores de colinesterasa.

CAPÍTULO 10
Demencia con cuerpos de Lewy y párkinson

10.1. ¿Qué son los cuerpos de Lewy?

Los cuerpos de Lewy son acumulaciones intracelulares anormales de una proteína llamada alfasinucleína. Estas inclusiones se observan en:

- Demencia con cuerpos de Lewy (DCL).
- Enfermedad de Parkinson con demencia.

Ambas comparten características, pero se diferencian en el orden de aparición de los síntomas.

10.2. Demencia con cuerpos de Lewy

Criterios diagnósticos principales:

1. Fluctuaciones cognitivas marcadas:
   - Episodios de confusión alternados con lucidez.
   - A veces el paciente parece "dormido con los ojos abiertos".
2. Alucinaciones visuales vívidas y recurrentes:
   - Frecuentes desde etapas tempranas.
   - Personas, animales o figuras que parecen reales.
3. Síntomas parkinsonianos:
   - Lentitud motora, rigidez, marcha arrastrada.
4. Alteraciones del sueño REM:
   - Conductas motoras durante el sueño (hablar, golpear).

Ejemplo clínico

Un hombre de 68 años comienza a ver animales pequeños en casa y tiene episodios de desconexión breve. Luego, aparece rigidez en brazos y disminución en la expresión facial. Su esposa nota que a veces está completamente lúcido, y otras, no sabe dónde está.

10.3. Enfermedad de Parkinson con demencia

En este caso, los síntomas motores del párkinson preceden al deterioro cognitivo por al menos un año. Cuando aparece la demencia, los síntomas suelen incluir:

- Dificultad para mantener la atención.
- Alucinaciones.
- Déficit en funciones ejecutivas.

10.4. Relaciones y diferencias

Ambas entidades forman parte de un continuo sinucleinopático. La demencia con cuerpos de Lewy y la demencia asociada a la enfermedad de Parkinson están estrechamente relacionadas, pero no son la misma condición.

Se consideran parte de un espectro de trastornos por cuerpos de Lewy, pero difieren principalmente en el momento de aparición y en su presentación clínica:

Demencia con cuerpos de Lewy:

- Los síntomas cognitivos (como problemas de memoria, confusión, alucinaciones) aparecen primero o dentro del primer año desde la aparición de los síntomas motores.
- Los signos tempranos suelen incluir alucinaciones visuales, fluctuaciones en el nivel de alerta y trastorno de conducta del sueño REM.
- Los síntomas motores parkinsonianos (como el temblor o la rigidez) pueden estar presentes, pero generalmente se desarrollan después o al mismo tiempo que los síntomas cognitivos (figura 11).

Demencia asociada a la enfermedad de Parkinson:

- Comienza como una enfermedad de Parkinson típica, con síntomas motores evidentes (temblor, bradicinesia, rigidez).
- La demencia aparece más tarde, usualmente después de más de un año del inicio de los síntomas motores.
- El deterioro cognitivo suele ser más lento y comienza con disfunción ejecutiva y problemas de atención.

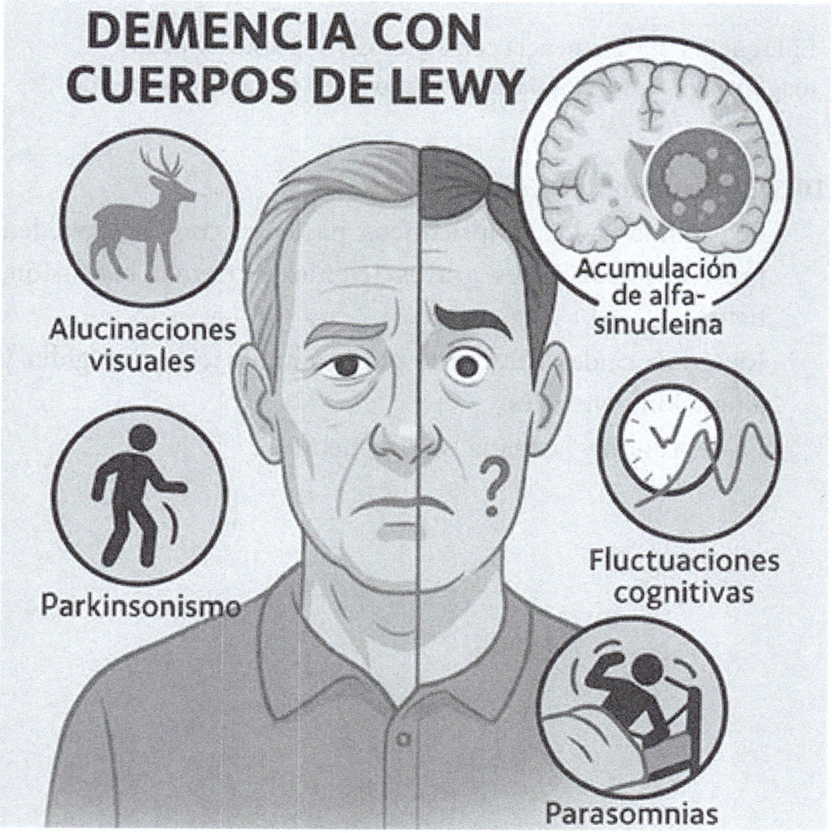

Figura 11. Imagen explicativa que muestra los principales síntomas de esta forma de demencia, como alucinaciones visuales, parkinsonismo, fluctuaciones cognitivas y parasomnias. Se destaca la acumulación cerebral de alfa sinucleína como hallazgo patológico característico.

Resumen de diferencias

Característica	DLB	PDD
Inicio de la demencia	Antes o dentro del primer año de síntomas motores	Después de al menos un año de síntomas motores
Primeros síntomas	Cognitivos/ psiquiátricos	Motores (parkinsonianos)
Enfoque diagnóstico	Demencia con algunos signos parkinsonianos	Párkinson con demencia posterior

10.5. Dificultades y riesgos

- Sensibilidad a los antipsicóticos: pacientes con DCL pueden presentar reacciones graves (rigidez extrema, confusión, fiebre).
- Riesgo de caídas y fracturas por la combinación de rigidez y alteraciones visuales.
- La depresión y la apatía son frecuentes.

CAPÍTULO 11
Otros trastornos neurocognitivos menos frecuentes

11.1. Enfermedad de Huntington

Características:

- Trastorno genético autosómico dominante (gen HTT).
- Inicio entre los 30 y 50 años.
- Triada clásica:
  - Movimientos coreiformes (corea).
  - Deterioro cognitivo (especialmente ejecutivo).
  - Trastornos psiquiátricos (depresión, irritabilidad, psicosis).

Ejemplo clínico

Hombre de 42 años que comienza a mover las manos de forma involuntaria, se vuelve agresivo y empieza a fallar en el trabajo por dificultades de planificación.

11.2. Enfermedad por priones (enfermedad de Creutzfeldt-Jakob)

Características:

- Curso extremadamente rápido: semanas a meses..
- Mioclonías, ataxia, deterioro cognitivo global.
- Letal en menos de un año.

Diagnóstico:

- LCR: proteína 14-3-3, tau total muy elevada.
- EEG: complejos periódicos.
- RMN: hiperintensidad en núcleos grises.

11.3. Trastorno neurocognitivo por VIH

- Afectación subcortical: lentitud mental, apatía, alteración motora.
- Puede aparecer en fases avanzadas del VIH no tratado.
- Mejora parcial con tratamiento antirretroviral.

La neurocognición debe ser evaluada rutinariamente en personas con VIH.

11.4. TNC por traumatismo craneoencefálico (TCE)

- Deterioro cognitivo posterior a golpes, accidentes o traumatismos repetitivos.
- Más común en atletas de contacto y veteranos de guerra.
- Puede haber:
  - Trastorno de atención y memoria.
  - Labilidad emocional.
  - Cambios de personalidad.

En casos repetidos (boxeadores, futbolistas): riesgo de encefalopatía traumática crónica.

11.5. Otros TNC poco frecuentes

- Lupus eritematoso sistémico: puede afectar SNC con deterioro fluctuante.
- Esclerosis múltiple: deterioro cognitivo en etapas avanzadas.
- Tumores cerebrales: gliomas, meningiomas en áreas frontales.
- Deficiencias nutricionales severas: B12, tiamina (síndrome de Korsakoff).
- Neurosífilis: deterioro tardío con alteración de juicio y memoria (figura 12).

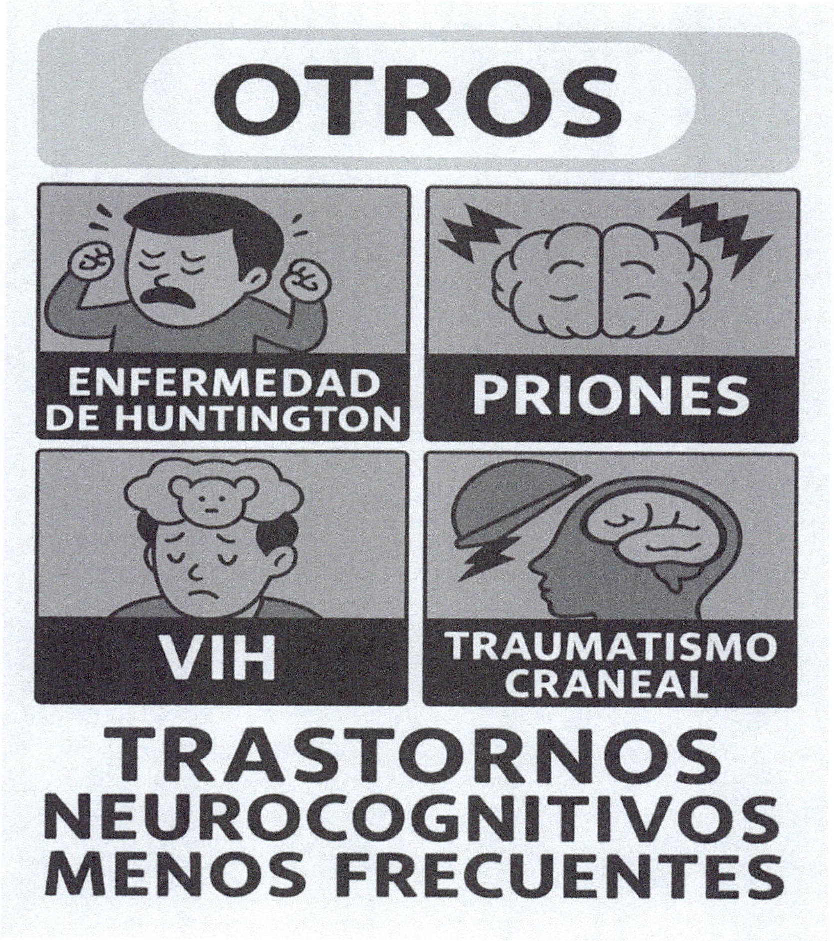

Figura 12. Representación visual de causas poco comunes de deterioro cognitivo, como la enfermedad de Huntington, priones, VIH y traumatismo craneal. Aunque menos prevalentes, estas condiciones pueden tener un impacto severo en la función cerebral y requieren diagnóstico y manejo especializados.

CAPÍTULO 12
Evaluación clínica del deterioro cognitivo

12.1. La entrevista clínica: piedra angular del diagnóstico

La evaluación clínica comienza con una entrevista estructurada al paciente y a un familiar cercano o cuidador. En trastornos neurocognitivos muchas veces el paciente no es plenamente consciente del deterioro, por lo que el testimonio de los familiares es crucial.

Objetivos de la entrevista:

- Identificar cambios cognitivos, conductuales y funcionales respecto al nivel previo.
- Determinar inicio, curso y progresión de los síntomas.
- Valorar el impacto en la vida diaria, las relaciones y la autonomía.

Historia clínica completa

Debe abarcar tanto aspectos médicos como funcionales y conductuales:

- Historia médica:
  - Enfermedades previas (HTA, diabetes, ACV, epilepsia).
  - Medicamentos actuales (riesgo de efectos secundarios cognitivos).
  - Historia familiar de demencias.
- Historia funcional:
  - Cambios en actividades de la vida diaria (AVD).
  - Dificultades en tareas complejas: finanzas, cocina, transporte.
  - Evaluación por parte de familiares o cuidadores.

– Historia conductual:
  - Cambios de personalidad.
  - Episodios de agresividad, retraimiento, alucinaciones, desinhibición.

Examen del estado mental

El clínico debe evaluar las siguientes áreas mediante observación y pruebas rápidas:

– Orientación: tiempo, lugar, persona.
– Memoria: inmediata, reciente, remota.
– Lenguaje: fluidez, denominación, comprensión.
– Atención: dígitos, cálculo simple.
– Razonamiento: abstracción, juicio.
– Visuoespacialidad: copiar figuras.

Pruebas de tamizaje cognitivo

Herramientas breves y estandarizadas para uso clínico inicial

Prueba	Puntos clave
MMSE (*Mini-Mental State Examination*)	Muy utilizado, sesgo educativo, no detecta cambios sutiles
MoCA (*Montreal Cognitive Assessment*)	Más sensible para TNC leve y funciones ejecutivas
RUDAS (*Rowland Universal Dementia Assessment Scale*)	Más equitativo en diversidad cultural y bajo nivel educativo
Mini-Cog	Combina recuerdo con dibujo de reloj; ideal para atención primaria

No son herramientas diagnósticas definitivas, pero orientan la sospecha clínica y justifican una evaluación neuropsicológica completa.

12.2. Principales áreas exploradas durante la anamnesis

1. Síntomas cognitivos observados:

- ¿Olvida conversaciones, citas, nombres?
- ¿Pierde objetos? ¿Repite las mismas preguntas?
- ¿Se desorienta en lugares familiares?
- ¿Tiene dificultades para comprender instrucciones?

2. Síntomas funcionales:

- ¿Necesita ayuda para cocinar, manejar dinero o utilizar el transporte?
- ¿Sigue rutinas de higiene personal?
- ¿Se olvida de tomar medicamentos?

3. Síntomas conductuales o afectivos:

- Cambios de humor, irritabilidad, apatía, ansiedad, euforia, paranoia.
- ¿Hay desinhibición, agresividad, compulsiones o alucinaciones?

12.3. Evaluación funcional: herramientas y observación

El deterioro cognitivo clínicamente significativo afecta la autonomía funcional. Para medirlo se puede usar:

Escala	Evaluación principal
Índice de Barthel	Actividades básicas (ABVD): baño, vestido
Índice de Lawton-Brody	Actividades instrumentales (AIVD): compras, cocina
FAQ (*Functional Activities Questionnaire*)	Cambios en el funcionamiento cotidiano

Observación clínica:

Durante la consulta, el examinador debe observar:

- ¿Responde coherentemente?
- ¿Consulta al familiar con frecuencia?
- ¿Evita responder o cambia de tema?
- ¿Reconoce el motivo de la consulta?

12.4. Historia familiar y factores de riesgo

La historia familiar permite detectar casos de predisposición genética y planificar un abordaje anticipado.

Antecedentes familiares relevantes::

- Alzhéimer de inicio temprano (antes de los 65 años).
- Mutaciones conocidas (APP, PSEN1, PSEN2).
- Enfermedades neurológicas hereditarias (Huntington, párkinson).

Factores de riesgo no genéticos

Factor	Asociación con TNC
Edad avanzada	Principal factor de riesgo
Hipertensión crónica	Riesgo de TNC vascular y alzhéimer
Diabetes tipo 2	Daño microvascular y atrofia cerebral
Dislipidemia	Aterosclerosis cerebral
Tabaquismo	Estrés oxidativo, menor reserva cognitiva
Bajo nivel educativo	Menor reserva cognitiva funcional
Sedentarismo, aislamiento social	Menor estimulación cognitiva y emocional

La comorbilidad médica y el entorno socioafectivo son tan relevantes como la neurobiología en el desarrollo del TNC.

Ejemplo clínico

Mujer de 75 años, profesora jubilada, que acude a consulta acompañada de su hijo. Queja principal: "Se le olvidan las cosas". El hijo comenta: "Hace dos años que olvida dónde deja las llaves, pero ahora pone las tazas en la nevera. Ya no puede manejar dinero ni preparar su desayuno. A veces no me reconoce por unos segundos".

Evaluación clínica inicial:

- MoCA: 16/30.
- Barthel: 80/100.
- Lawton-Brody: 2/8.
- Neuroimagen: atrofia temporomedial.

Diagnóstico presuntivo: Trastorno neurocognitivo mayor, probable alzhéimer.

12.5. Recomendaciones prácticas para clínicos

- Siempre entrevistar al familiar más cercano (cónyuge, hija/o, cuidador principal).
- Incluir una línea temporal clara del deterioro.
- Confirmar si el paciente conserva autonomía en decisiones médicas y legales.
- Documentar cambios funcionales específicos, no solo "olvidos".
- Registrar posibles factores precipitantes (duelo, fármacos, infección).

Importancia de una evaluación estructurada

La evaluación clínica del deterioro cognitivo es el primer paso para detectar precozmente un trastorno neurocognitivo (TNC), distinguirlo de otras condiciones (*delirium*, depresión) e iniciar intervenciones (figura 13).

Un diagnóstico temprano permite planificar, proteger la autonomía del paciente y ralentizar el progreso de la enfermedad.

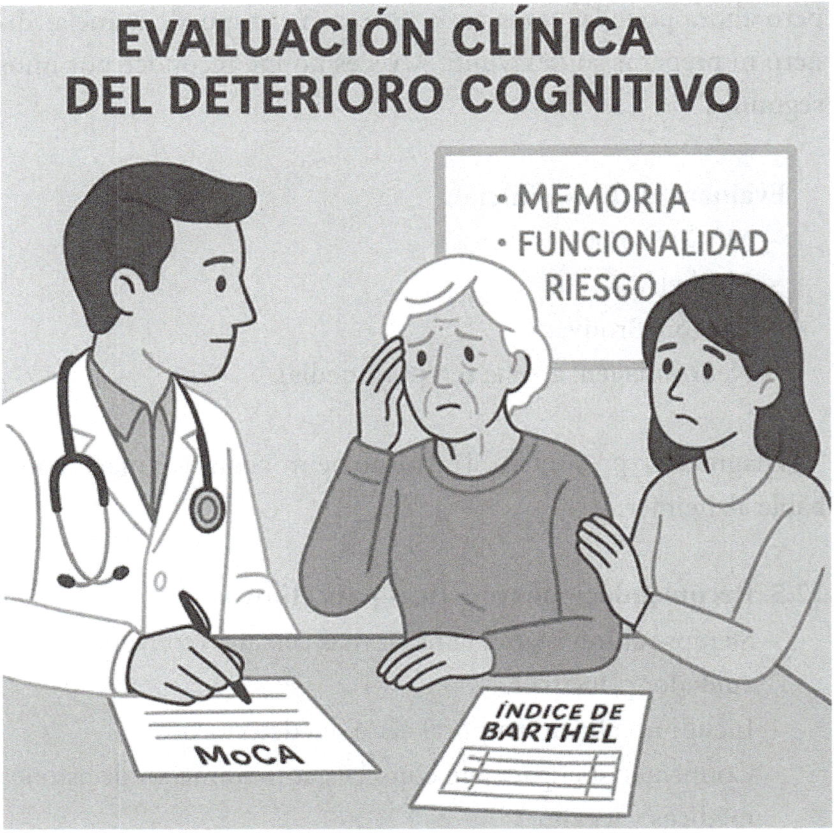

Figura 13. Imagen que representa el proceso de valoración médica en pacientes con sospecha de deterioro cognitivo, utilizando herramientas como el MoCA y el Índice de Barthel para evaluar memoria, funcionalidad e identificar riesgos asociados.

CAPÍTULO 13
Pruebas neuropsicológicas

La neuropsicología clínica es la disciplina que estudia la relación entre el funcionamiento cerebral y la conducta. Aplica pruebas estructuradas para cuantificar déficits cognitivos y vincularlos a lesiones estructurales o trastornos funcionales.

La evaluación neuropsicológica no solo identifica si hay un deterioro cognitivo sino también:

- Qué funciones están comprometidas.
- Qué patrón se observa (compatible con alzhéimer, vascular, frontotemporal, etc.).
- Qué capacidades aún están preservadas.
- Qué estrategias se pueden aplicar para la rehabilitación o la compensación.

Evaluación neuropsicológica completa

Realizada por especialistas en neuropsicología, permite:

- Cuantificar el deterioro en cada dominio cognitivo.
- Identificar perfiles compatibles con alzhéimer, demencia vascular, etc.
- Realizar diagnósticos diferenciales complejos (depresión, simulación).

Incluye pruebas detalladas de:

- Atención sostenida y selective.
- Velocidad de procesamiento.
- Memoria verbal y visual.
- Función ejecutiva.
- Lenguaje y habilidades visuoconstructivas.

Evaluación funcional y conductual

Herramientas adicionales:

- FAQ (*Functional Activities Questionnaire*).
- ADAS-Cog (*Alzheimer's Disease Assessment Scale*).
- NPI (*Neuropsychiatric Inventory*) para síntomas conductuales.

Evaluar la funcionalidad real y subjetiva es clave para diferenciar entre TNC leve y mayor.

Consentimiento, ética y comunicación

- Informar al paciente con empatía y claridad.
- Involucrar a la familia y equipo de apoyo.
- Respetar la autonomía del paciente.
- Documentar la capacidad para la toma de decisiones, la firma de poderes y la planificación anticipada.

13.1. ¿Qué son las pruebas neuropsicológicas?

Las pruebas neuropsicológicas son herramientas clínicas estructuradas que evalúan de forma objetiva las capacidades cognitivas del paciente y permiten:

- Detectar el deterioro cognitivo.
- Estimar el dominio afectado (memoria, atención, lenguaje, etc.).
- Diferenciar entre diferentes tipos de TNC.
- Monitorizar la progresión o respuesta al tratamiento.

Las pruebas se pueden aplicar como tamizaje en atención primaria o como baterías completas en evaluación especializada.

13.2. Pruebas de cribado cognitivo breve

Estas pruebas duran entre 5 y 20 minutos y se utilizan en consulta médica general:

Prueba	Características principales
MoCA	Alta sensibilidad para TNC leve; evalúa siete dominios (memoria, visuoespacial, lenguaje, etc.)
MMSE	Muy usada; sensible en TNC moderado o severo. Menos útil en pacientes con alta escolaridad.
Mini-Cog	Combina recuerdo de palabras con dibujo del reloj; útil en atención primaria.
RUDAS	Equitativa en diversidad cultural y bajo nivel educativo; evalúa seis dominios.

Ejemplo clínico

Hombre de 68 años, con 10 años de escolaridad. MoCA: 18/30 → sugiere TNC leve. Se deriva para evaluación neuropsicológica completa.

13.3. Baterías neuropsicológicas completas

¿Qué es la evaluación neuropsicológica?

La evaluación neuropsicológica es un proceso clínico especializado que examina el funcionamiento del cerebro a través del rendimiento en tareas cognitivas específicas.

Es indispensable para:

- Diagnóstico diferencial de TNC.
- Determinar la gravedad y el perfil cognitivo.
- Evaluar la progresión o la respuesta al tratamiento.
- Proveer orientaciones para la adaptación funcional.

Realizada por un neuropsicólogo clínico, combina entrevistas, pruebas y observación directa.

Áreas cognitivas evaluadas y pruebas frecuentes

Dominio	Pruebas comunes	Función evaluada
Atención	Dígitos directos/inversos, TMT-A	Concentración, vigilancia
Memoria verbal	CVLT, CERAD, Wechsler Logical Memory	Codificación, almacenamiento, evocación
Memoria visual	Rey-Osterrieth, Benton Visual Retention	Memoria no verbal
Lenguaje	Boston Naming Test, fluencia verbal	Denominación, comprensión, expresión
Funciones ejecutivas	TMT-B, WCST, Stroop Test	Flexibilidad, inhibición, planificación
Visuocons-trucción	Dibujo de reloj, figuras geométricas	Habilidad espacial, coordinación viso-motora

Baterías completas recomendadas

- NEUROPSI: útil en contextos hispanohablantes, incluye memoria, atención, lenguaje y funciones ejecutivas.
- RBANS (*Repeatable Battery for the Assessment of Neuropsychological Status*): rápido, validado para TNC leves.
- WAIS/WMS (*Wechsler Adult Intelligence / Memory Scales*): extensas, alta validez diagnóstica.

Escalas funcionales complementarias

Estas escalas ayudan a evaluar el impacto del deterioro cognitivo en la vida diaria

Escala	Evalúa	Aplicación
FAQ (*Functional Activities Questionnaire*)	Actividades instrumentales	TNC leve/mayor
Barthel Index	Actividades básicas (baño, vestido)	Grado de dependencia física
Lawton-Brody	Funcionalidad instrumental	En adultos mayores
ADAS-Cog	Evaluación cognitiva en alzhéimer	Investigación y seguimiento
NPI (*Neuropsychiatric Inventory*)	Síntomas conductuales y afectivos	Demencias con alteraciones del comportamiento

Adaptaciones para diversidad cultural y educativa

- Pruebas como RUDAS y MoCA-B son sensibles a contextos con bajo nivel educativo o idiomas diferentes al inglés.
- Importancia de evitar el sesgo cultural o idiomático, especialmente en poblaciones migrantes, rurales o indígenas.

Frecuencia de evaluación

- Al diagnóstico: para establecer línea base.
- Cada 6-12 meses: en casos progresivos como alzhéimer.
- Antes y después de intervenciones: farmacológicas, cognitivas o ambientales.

13.4. Pruebas estandarizadas en español y adaptadas

NEUROPSI:

- Diseñada en México.
- Evalúa atención, memoria, lenguaje y funciones ejecutivas.
- Normas por edad y escolaridad.

RBANS:

- Batería breve, traducida y validada en español.
- Útil para pacientes mayores o en contextos clínicos rápidos.

Validación cultural:

- Importante aplicar pruebas adaptadas al idioma y el nivel educativo del paciente.
- Se deben usar intérpretes o versiones traducidas confiables cuando sea necesario.

13.5. ¿Cuándo indicar una evaluación neuropsicológica completa?

Cuando existe:

- Duda diagnóstica entre tipos de TNC.
- Sospecha de deterioro leve (MoCA 20–26).
- Solicitud de capacidad legal, laboral o médica.
- Evaluación prequirúrgica, neurooncológica o forense.
- Seguimiento de progresión.

13.6. Integración clínica

Los resultados deben integrarse con:

- Historia clínica y funcional.
- Imagenología.
- Biomarcadores.
- Entrevista familiar.

La evaluación neuropsicológica no es solo una "nota de puntuación" sino una herramienta diagnóstica integral y contextualizada (figura 14).

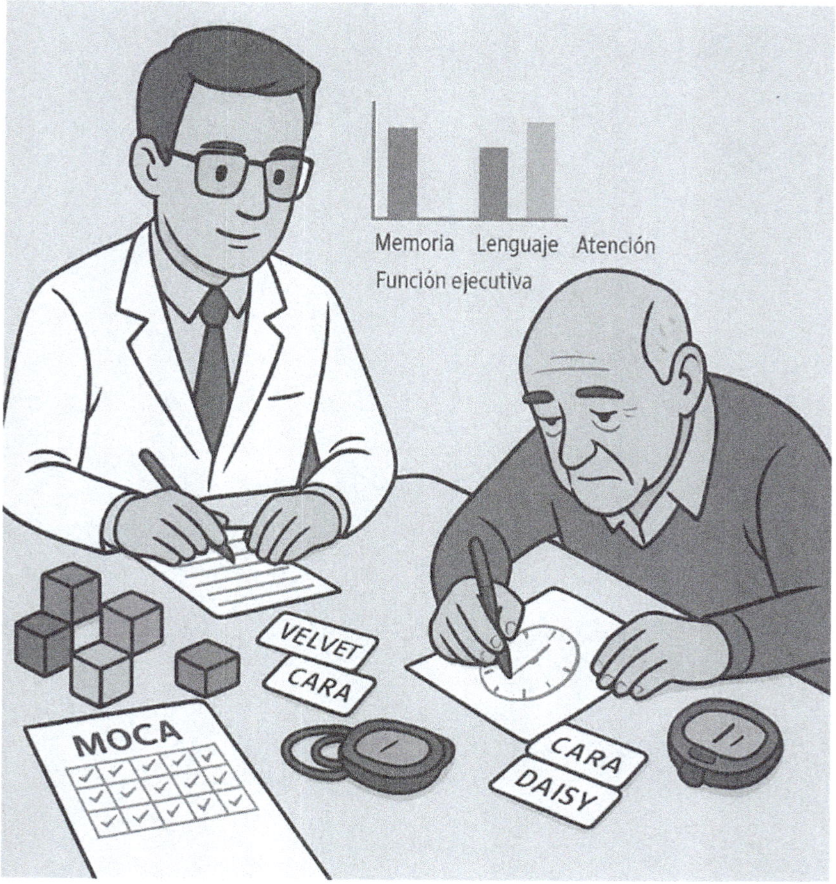

Figura 14. Evaluación neuropsicológica: Representación de un examen cognitivo integral, donde se exploran funciones como memoria, lenguaje, atención, función ejecutiva y visuoespacial mediante pruebas como el MoCA, tareas de denominación y el *test* del reloj, esenciales para el diagnóstico de trastornos neurocognitivos.

CAPÍTULO 14
Neuroimagen y biomarcadores

14.1. ¿Por qué son fundamentales?

Los estudios de neuroimagen y los biomarcadores permiten pasar del diagnóstico clínico general al diagnóstico etiológico específico. También posibilitan diferenciar entre tipos de trastornos neurocognitivos (TNC), predecir la progresión y apoyar decisiones terapéuticas y familiares (figura 15).

En la medicina moderna del TNC, no basta con saber que hay deterioro: es vital saber qué lo causa, cómo evoluciona y qué estrategias personalizadas se pueden aplicar.

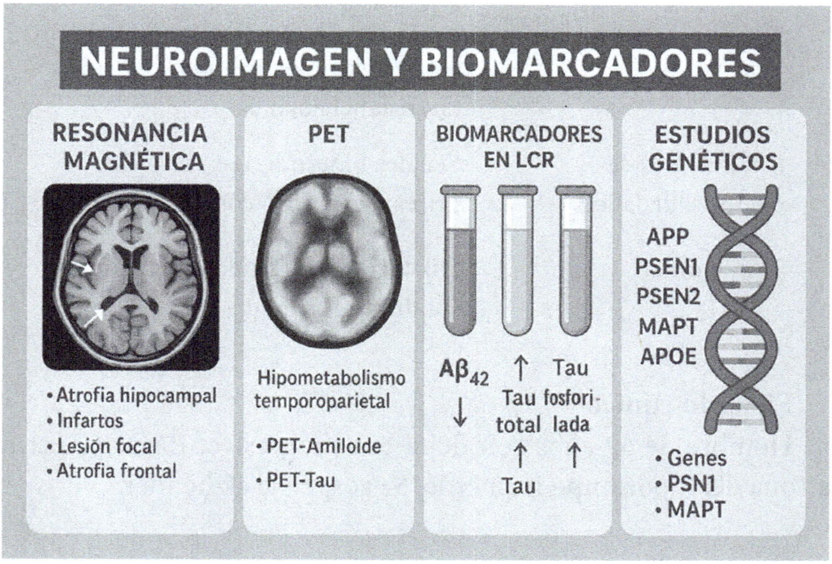

Figura 15. Se presentan las principales herramientas diagnósticas, que incluyen resonancia magnética (atrofia, infartos), PET cerebral (hipometabolismo y acumulación de amiloide o tau), biomarcadores en LCR (Aβ42, tau total y fosforilada) y estudios genéticos (APP, PSEN1, PSEN2, MAPT, APOE), fundamentales para una evaluación integral.

14.2. Neuroimagen estructural

Resonancia magnética nuclear (RMN)

Ventajas:

- No invasiva, sin radiación.
- Permite la visualización anatómica detallada del encéfalo.
- Detecta atrofias focales, lesiones vasculares, tumores y más.

Hallazgos característicos

Etiología	Hallazgo en RMN
Alzhéimer	Atrofia del hipocampo y corteza parietal medial
DFT (Frontotemporal)	Atrofia frontotemporal simétrica o asimétrica
Vascular	Infartos lacunares, hiperintensidades de sustancia blanca
Enfermedad de Creutzfeldt-Jakob	Señales hiperintensas en núcleos grises o corteza ("corteza en cinta")
TCE crónico	Dilatación ventricular, hematomas subdurales antiguos

Ejemplo clínico

Hombre de 69 años con deterioro progresivo. RMN muestra atrofia del hipocampo izquierdo. Se sospecha alzhéimer.

Tomografía Computarizada (TC)

Indicada cuando:

- El paciente no puede permanecer quieto (agitación, marcapasos).
- Hay sospecha de hemorragia aguda o trauma reciente.
- No hay acceso a RMN.

Limitaciones:

- Menor sensibilidad para atrofia temprana, lesiones subcorticales o cambios de sustancia blanca.
- No distingue bien entre tipos de demencia en fases iniciales.

14.3. Neuroimagen funcional

PET-FDG (Fluorodesoxiglucosa)

- Evalúa el metabolismo cerebral de glucosa.
- Descenso del metabolismo indica áreas funcionalmente hipoactivas.

Enfermedad	Hallazgo típico en PET-FDG
Alzhéimer	Hipometabolismo temporoparietal bilateral
Demencia con Cuerpos de Lewy	Hipometabolismo occipital (signo "cingulado preservado")
Frontotemporal	Hipometabolismo frontal y anterior

Ejemplo: PET-FDG muestra hipometabolismo frontal derecho → compatible con variante conductual de DFT.

PET con trazadores específicos

- PET-Amiloide: detecta placas beta amiloides → positivo en alzhéimer y algunos casos de DCL.
- PET-Tau: detecta ovillos neurofibrilares → correlación directa con deterioro clínico.

Ventajas:

- Pueden detectar alteraciones décadas antes de los síntomas.
- Ayudan en ensayos clínicos y decisiones terapéuticas

Limitación: acceso restringido, alto costo.

SPECT

- Mide la perfusión cerebral.
- Útil si no se dispone de PET.
- En alzhéimer: hipoperfusión en regiones parietales.
- En DFT: hipoperfusión frontal.

14.4. Biomarcadores en líquido cefalorraquídeo (LCR)

Indicaciones:

- Sospecha de alzhéimer temprano o atípico.
- Casos de inicio joven.
- Diferencial entre alzhéimer *vs.* DFT *vs.* priones.
- Evaluación previa a terapias antiamiloide.

Biomarcadores clave

Biomarcador	Valor en alzhéimer	Mecanismo
Aβ42	Disminuido	Secuestrado en placas amiloides
Tau total (t-Tau)	Elevado	Daño y muerte neuronal
Tau fosforilada (p-Tau)	Elevado	Formación de ovillos

Perfil típico:

Aβ42 bajo + t-Tau y p-Tau altos → Alzhéimer confirmado biológicamente.

Otros marcadores y condiciones

- Proteína 14-3-3: Enfermedad de Creutzfeldt-Jakob.
- PCR, VDRL, VIH, IgG: infección o inflamación neurológica.
- Oligoclonales: esclerosis múltiple.

Ejemplo clínico

Paciente de 62 años, RMN no concluyente. LCR con Aβ42 bajo y tau alta → diagnóstico temprano de alzhéimer.

14.5. Estudios genéticos

Se deben realizar cuando existe:

- Deterioro antes de los 60 años.
- Historia familiar de varios casos.
- Presentaciones atípicas (ej. alzhéimer con lenguaje afectado).

Genes implicados

Gen	Enfermedad asociada	Tipo de herencia
APP	Alzhéimer temprano (<60 años)	Autosómico dominante
PSEN1 / PSEN2	Alzhéimer temprano	Autosómico dominante
MAPT / GRN	Demencia frontotemporal	Autosómico dominante
C9orf72	DFT + ELA (esclerosis lateral amiotrófica)	Dominante
ApoE ε4	Riesgo de alzhéimer esporádico	No diagnóstico

La solicitud de pruebas genéticas debe ir acompañada de consejería genética profesional, ya que su impacto emocional y ético es considerable.

14.6. Algoritmo clínico sugerido

1. Evaluación clínica y funcional
2. Tamizaje neuropsicológico

3. RMN cerebral estructural
4. Si hay duda:
   - LCR para biomarcadores
   - PET-FDG o PET-Amiloide/Tau
5. En casos familiares → genética

14.7. Limitaciones prácticas

- Costos elevados y escasa cobertura de PET y biomarcadores en algunos países.
- Contraindicaciones de RMN (marcapasos, claustrofobia).
- Disponibilidad limitada de laboratorios especializados para LCR.
- Necesidad de interpretar resultados en contexto clínico, no de forma aislada.

CAPÍTULO 15
Diferencias entre demencia, *delirium* y depresión

15.1. ¿Por qué es crucial diferenciarlos?

En adultos mayores o en pacientes con múltiples comorbilidades, los síntomas de deterioro cognitivo pueden deberse a causas muy distintas. Confundirlas puede tener consecuencias graves:

- Diagnóstico incorrecto → tratamiento inadecuado.
- Sobrediagnóstico de demencia → pérdida de autonomía injustificada.
- No tratar una depresión o *delirium* potencialmente reversible.

15.2. Trastorno neurocognitivo mayor (demencia)

Características clave:

- Inicio lento y progresivo.
- Deterioro persistente en memoria, juicio, orientación o lenguaje.
- Afecta la funcionalidad diaria.
- Generalmente irreversible (salvo causas tratables como deficiencias, tumores o hidrocefalia).

Tipos frecuentes:

- Alzhéimer, vascular, frontotemporal, cuerpos de Lewy, etc.

Síntomas:

- Desorientación.
- Olvidos progresivos.
- Cambios de personalidad o conducta.
- Anosognosia (no reconoce su deterioro).

Ejemplo clínico

Mujer de 74 años, lentamente deja de reconocer rostros y se pierde en su propio hogar.

15.3. *Delirium* (síndrome confusional agudo)

Definición:

Alteración aguda y fluctuante de la atención y conciencia, habitualmente causada por una condición médica o tóxica subyacente.

Características:

- Inicio súbito (horas-días).
- Curso fluctuante a lo largo del día.
- Desorganización del pensamiento.
- Cambios de nivel de conciencia (somnolencia o agitación).
- Frecuente en hospitalizados y postquirúrgicos.

Causas comunes:

- Infecciones (infección urinaria, neumonía).
- Fármacos (benzodiacepinas, anticolinérgicos).
- Dolor, hipoxia, deshidratación, retiro de alcohol.

Ejemplo clínico

Hombre de 81 años con fiebre yinfección urinaria, comienza a ver animales en su habitación y no reconoce a su esposa. Dos días después, al tratar la infección, vuelve a su estado basal.

15.4. Depresión en adultos mayores (pseudodemencia)

Características:

- Inicio más o menos rápido.
- Quejas subjetivas de memoria, pero con memoria objetivamente menos comprometida que en alzhéimer.

- Conservación del juicio.
- Apatía, lentitud, aislamiento, insomnio o hipersomnia.
- El paciente es consciente de sus síntomas y los sufre.

Ejemplo clínico

Mujer de 68 años dice "tengo alzhéimer" porque no se concentra y olvida cosas, pero en las pruebas neuropsicológicas su memoria está bien. GDS: 12/15. Mejora con antidepresivo.

15.5. Comparación sistemática

Características	Demencia (TNC mayor)	*Delirium*	Depresión (pseudodemencia)
Inicio	Lento, insidioso	Súbito (horas-días)	Semanas-meses
Curso	Progresivo	Fluctuante	Estable o variable
Atención	Levemente afectada	Gravemente afectada	Variable
Memoria	Afectada, principalmente episódica	Variable, incoherente	Quejas sin deterioro estructural
Conciencia	Conservada	Alterada	Conservada
Juicio social	Afectado (anosognosia)	Alterado temporalmente	Conservado
Alucinaciones	Tardías, si aparecen	Visuales, tempranas y vívidas	Raras o ausentes
Respuesta al tratamiento	Irreversible en la mayoría	Reversible si se trata la causa	Mejora con antidepresivos

15.6. Herramientas diagnósticas útiles

Evaluación	Prueba sugerida
Delirium	CAM (*Confusion Assessment Method*)
Depresión geriátrica	Escala GDS-15 o GDS-30
Cognición general	MoCA / MMSE
Funcionalidad	Barthel/Lawton-Brody
Tau fosforilada (p-Tau)	Elevado

Siempre se debe comparar con la línea basal funcional y cognitiva previa. No se debe diagnosticar demencia durante un episodio de *delirium* o depresión aguda.

Comparación entre demencia, *delirium* y depresión

Características	Demencia	*Delirium*	Depresión
Inicio	Lento, gradual	Rápido, agudo	Variable
Curso	Progresivo	Fluctuante	Más estable
Atención	Relativamente intacta	Muy alterada	Ligeramente afectada
Conducta	Apático, deshinibido	Agirado, inquieto	Triste, retraído

Esta tabla resume las principales diferencias en cuanto a inicio, curso, atención y conducta, elementos clave para el diagnóstico diferencial de estos trastornos que pueden presentar síntomas similares pero requieren enfoques terapéuticos distintos.

CAPÍTULO 16
Tratamiento farmacológico de los trastornos neurocognitivos

16.1. Objetivos del tratamiento farmacológico

El tratamiento farmacológico no revierte el daño estructural en los TNC, pero busca:

1. Estabilizar los síntomas cognitivos durante el mayor tiempo posible.
2. Reducir los síntomas neuropsiquiátricos que deterioran la calidad de vida.
3. Mantener la autonomía funcional por más tiempo.
4. Aliviar la carga del cuidador y el sufrimiento del paciente.
5. Prevenir complicaciones clínicas (caídas, agresividad, *delirium*).

El abordaje siempre debe ser multimodal, adaptado al tipo y etapa del trastorno, evitando el uso indiscriminado de fármacos.

Neurotransmisores en los trastornos neurocognitivos: Análisis detallado

1. Acetilcolina (ACh)

Función principal:

- Neurotransmisor esencial para la memoria, atención y aprendizaje.
- Implicado en circuitos colinérgicos del hipocampo y corteza cerebral.

Estado en TNC

Trastorno	Nivel de ACh	Consecuencias principales
Alzhéimer	Bajo	Déficit de memoria, atención y juicio
Demencia con cuerpos de Lewy	Muy bajo	Delirios, alucinaciones, fluctuaciones
Demencia por párkinson	Bajo	Déficit cognitivo + síntomas motores
Frontotemporal	Variable	Menos implicación colinérgica

Tratamiento relacionado:

- Inhibidores de la colinesterasa (donepezilo, rivastigmina, galantamina).

2. Glutamato

Función principal:

- Principal neurotransmisor excitador del sistema nervioso.
- Participa en la plasticidad sináptica, el aprendizaje y la formación de la memoria.

Estado en TNC

Trastorno	Nivel de glutamato	Consecuencias clínicas
Alzhéimer	Elevado (actividad tóxica)	Excitotoxicidad, muerte neuronal
Demencias por priones	Muy elevado	Desorganización sináptica grave
TCE o VIH	Elevado	Daño difuso a la red neuronal

Tratamiento relacionado:
- Memantina (antagonista del receptor NMDA, modula el exceso de glutamato).

3. Dopamina (DA)

Función principal:
- Regula el movimiento, la recompensa, la motivación y el control del comportamiento.
- Tiene un papel importante en las funciones ejecutivas.

Estado en TNC

Trastorno	Nivel de DA	Manifestaciones clínicas
Demencia por párkinson	Bajo	Bradicinesia, rigidez, déficit ejecutivo
Demencia con cuerpos de Lewy	Bajo	Fluctuaciones, lentitud, alucinaciones
Frontotemporal (var. conductual)	Elevado o desregulado	Conductas impulsivas, desinhibición

Tratamiento relacionado:
- Levodopa (en párkinson), pero con riesgo de empeorar psicosis en DCLa).

4. Serotonina (5-HT)

Función principal:
- Regula el estado de ánimo, el apetito, el sueño, la impulsividad y la conducta social.

Estado en TNC

Trastorno	Nivel de 5-HT	Efectos clínicos comunes
Alzhéimer	Bajo	Apatía, depresión, agresividad
Frontotemporal	Muy bajo	Impulsividad, desinhibición, hiperoralidad
TNC mixtos o vasculares	Bajo	Irritabilidad, labilidad emocional

Tratamiento relacionado:

- ISRS (sertralina, escitalopram, citalopram): primera línea para síntomas afectivos y conductuales.

5. Noradrenalina (NA)

Función principal:

- Importante en la atención, el estado de alerta y la respuesta al estrés.
- Involucrado en las funciones ejecutivas y la regulación emocional.

Estado en TNC

Trastorno	Nivel de NA	Relevancia clínica
Alzhéimer	Bajo	Déficit atencional, apatía
Demencia vascular	Variable	Afectación ejecutiva, labilidad emocional
DCL	Bajo	Fatiga cognitiva, pobre arousal

Tratamiento experimental:

- Agentes noradrenérgicos como atomoxetina, reboxetina (poco usados en la práctica clínica actual).

6. GABA (Ácido gamma-aminobutírico)
Función principal:
- Principal neurotransmisor inhibidor del SNC.
- Regula la excitabilidad cortical, el sueño y la relajación.

Estado en TNC

Trastorno	Alteración de GABA	Consecuencias clínicas
Alzhéimer	Disminución en regiones específicas	Agitación, insomnio, hiperexcitabilidad
TCE o epilepsia	Disminución generalizada	Convulsiones, confusión

Relación terapéutica:
- Benzodiacepinas (riesgo en mayores).
- Gabapentina o pregabalina en conductas disruptivas refractarias.

6. Histamina y acetato (menor relevancia clínica directa)
- Histamina: relacionada con vigilia y atención. Su disminución puede contribuir a generar somnolencia en TNC.
- Acetato: producto del metabolismo colinérgico, sin función sináptica directa.

Resumen de los principales neurotransmisores en TNC

Neuro-transmisor	Alzhéimer	Fronto temporal	DCL/ párkinson	TNC vascular
Acetilcolina	↓↓	→	↓↓↓	↓
Glutamato	↑	→	↑	→
Dopamina	→	↑↓	↓↓↓	↓
Serotonina	↓	↓↓	↓	↓
Noradrenalina	↓	→	↓	variable
GABA	↓	→	↓	→

16.2. Fármacos con aprobación específica para tratar la enfermedad de Alzheimer

1. Inhibidores de la acetilcolinesterasa (iAChE)

Mecanismo:

- Inhiben la enzima que degrada la acetilcolina, neurotransmisor clave en la memoria.
- Prolongan su acción sináptica → mejoran la memoria, la atención y la conducta (figura 16).

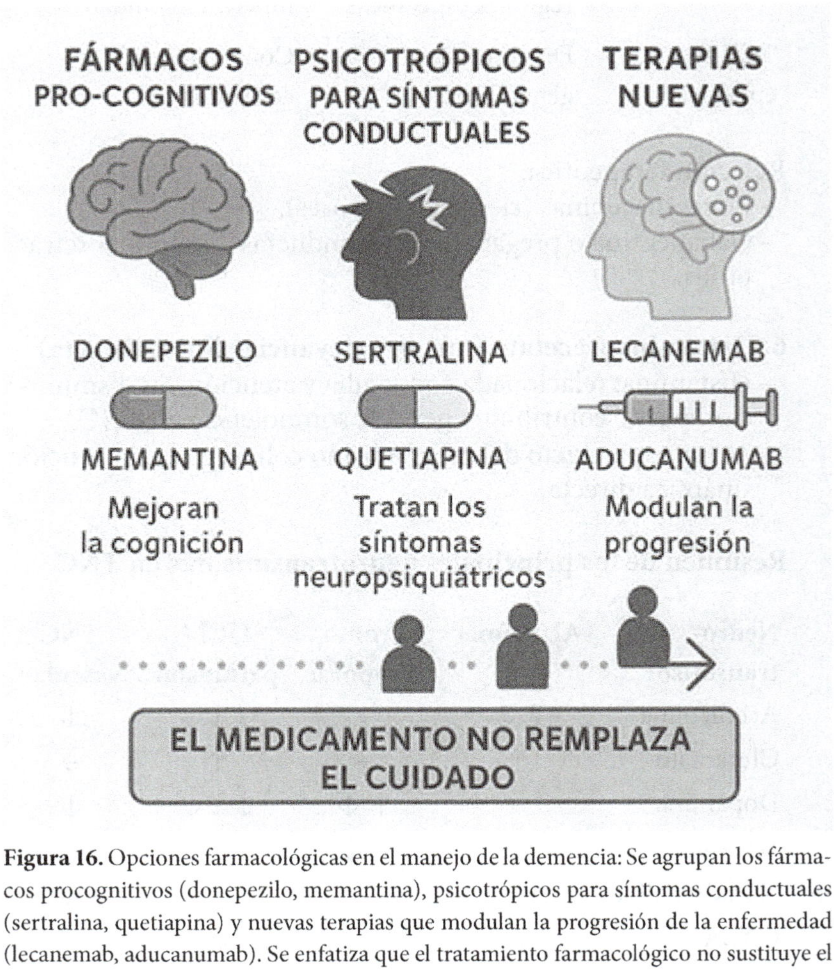

Figura 16. Opciones farmacológicas en el manejo de la demencia: Se agrupan los fármacos procognitivos (donepezilo, memantina), psicotrópicos para síntomas conductuales (sertralina, quetiapina) y nuevas terapias que modulan la progresión de la enfermedad (lecanemab, aducanumab). Se enfatiza que el tratamiento farmacológico no sustituye el cuidado integral del paciente.

Tratamiento farmacológico de la enfermedad de Alzheimer

Fármaco	Dosis inicial/ máxima	Presentación	Indicaciones clínicas
Donepezilo	5 mg → hasta 10 mg/día	Tabletas	TNC leve a grave (alzhéimer y mixto)
Rivastigmina	1,5 mg bid → hasta 6 mg bid	Cápsulas/ parches	Alzhéimer y párkinson con demencia
Galantamina	8 mg/día → hasta 24 mg/día	Tabletas/ solución	Alzhéimer leve a moderado

Efectos adversos comunes:

- Gastrointestinales: náuseas, vómitos, diarrea, anorexia.
- Cardiovasculares: bradicardia, síncope.
- Neurológicos: insomnio, sueños vívidos, calambres.

Se recomienda monitorizar la presión arterial, el pulso y el peso regularmente.

2. Memantina – antagonista del receptor NMDA

Mecanismo:

- Bloquea la actividad excesiva del receptor de glutamato NMDA que, en exceso, es tóxico para las neuronas.
- Mejora los circuitos de memoria.

Fármaco	Dosis recomendada	Indicaciones principales
Memantina	5 mg/día → hasta 20 mg/día	Alzhéimer moderado a grave, combinación con iAChE

Ventajas:

- Mejor tolerancia general.
- Menos efectos gastrointestinales.
- Puede combinarse con donepezilo o rivastigmin.

Puede causar mareo o agitación si se inicia en dosis altas.

16.3. Fármacos para síntomas neuropsiquiátricos

Los síntomas conductuales y psicológicos de la demencia (SCPD) afectan hasta al 90 % de los pacientes en algún momento. Incluyen:

- Agitación y agresividad.
- Depresión y ansiedad.
- Delirios y alucinaciones.
- Irritabilidad e insomnio.
- Apatía.

Antidepresivos

- Los ISRS son la primera línea (sertralina, escitalopram, citalopram).
- Mejoran la depresión, la ansiedad, la irritabilidad y los síntomas obsesivo-compulsivos.
- Se deben evitar los tricíclicos y la paroxetina por efectos anticolinérgicos.

Fármaco	Dosis inicial recomendada
Sertralina	25–50 mg/día
Citalopram	10–20 mg/día (no más en >65 años por QT)
Escitalopram	5–10 mg/día

Efecto visible en 2-4 semanas. Monitorear interacción con otros medicamentos.

Antipsicóticos atípicos (uso con precaución)

- Indicación: agitación severa, alucinaciones o delirios que ponen en riesgo al paciente o a otros.
- Usar la dosis mínima eficaz y por el menor tiempo posible.

Fármaco	Dosis mínima efectiva	Riesgos principales
Quetiapina	12,5–50 mg/día	Sedación, hipotensión, caídas
Risperidona	0,25–1 mg/día	ACV, síndrome extrapiramidal leve
Olanzapina	2,5–5 mg/día	Aumento de peso, sedación, QT prolongado

En la demencia con cuerpos de Lewy los antipsicóticos típicos pueden provocar el síndrome neuroléptico letal.

Antiepilépticos y otros

- El ácido valproico, la carbamazepina y la gabapentina se han usado en la agitación refractaria.
- Uso *off-label* y con mucha precaución.
- Se debe monitorizar la función hepática y los niveles plasmáticos.

16.4. Nuevos tratamientos en investigación

Anticuerpos monoclonales antiamiloide

Fármaco	Mecanismo	Estado clínico
Aducanumab	Disminuye placas amiloides	Aprobado en Estados Unidos (uso limitado)
Lecanemab	Estabiliza progresión	Aprobado con restricciones
Donanemab	Elimina beta amiloide	En fase avanzada

Consideraciones:

- Solo en pacientes con biomarcadores positivos.
- Requiere PET amiloide o LCR previo.
- Efectos adversos: ARIA (edema cerebral, microhemorragias), cefaleas, náuseas.

Actualmente reservados para centros especializados o estudios clínicos controlados.

16.5. Principios generales de prescripción

1. Iniciar con monoterapia, dosis baja, y titular lentamente.
2. Revisar cada 6-12 semanas la eficacia, la tolerancia y los efectos secundarios.
3. Reevaluar cada 6 meses si el beneficio se mantiene.
4. Evitar la polifarmacia: cada nuevo fármaco debe tener una justificación clínica clara.
5. Educar al cuidador sobre los efectos, la adherencia y los signos de alarma.

16.6. Integración con otras estrategias

- La farmacoterapia nunca debe ser el único abordaje.
- Siempre debe integrarse con:
  - Rehabilitación cognitiva.
  - Activación social y física.
  - Intervención del cuidador.
  - Terapias creativas (música, arte, reminiscencia).

CAPÍTULO 17
Intervenciones psicosociales y no farmacológicas

17.1. Fundamento clínico y terapéutico

Las intervenciones psicosociales y no farmacológicas son fundamentales en el abordaje de los Trastornos Neurocognitivos (TNC). Su implementación temprana y sostenida:

- Estimula la neuroplasticidad compensatoria.
- Reduce los síntomas neuropsiquiátricos sin efectos adversos.
- Refuerza la identidad personal, los vínculos y la autoestima.
- Fomenta el bienestar emocional del paciente y su red de apoyo.

La neurociencia ha demostrado que, incluso, con atrofia cerebral, las neuronas sanas pueden reorganizarse funcionalmente si se estimulan adecuadamente.

17.2. Estimulación cognitiva estructurada

¿Qué es?

- Actividades guiadas y planificadas que buscan mantener o mejorar funciones mentales.

Beneficios comprobados:

- Mejora la atención, el lenguaje y la velocidad de procesamiento.
- Ralentiza el deterioro en fases leves o moderadas.
- Aumenta la motivación, el sentido de utilidad y la autonomía.

Modalidades

Tipo	Ejemplo práctico	Fase recomendada
Individual en casa	Crucigramas, cartas, lectura guiada	Leve – moderada
Grupal institucional	Talleres de memoria, cálculos, juegos de palabras	Leve – moderada
Computarizada	NeuronUP, Cognifit, apps personalizadas	Leve
Adaptada al entorno	Actividades significativas: cocinar, contar historias	Moderada

Se deben personalizar los contenidos según la historia laboral, la escolaridad y los intereses del paciente.

17.3. Terapias expresivas y sensoriales

Musicoterapia:

- Activa las redes límbicas y del lenguaje aún preservadas.
- Disminuye la agitación, la depresión y el retraimiento.
- Estimula el lenguaje no verbal, la evocación emocional y la corporalidad.

Ejemplo: paciente que no habla pero canta con fluidez canciones de su juventud.

Arteterapia:

- Canaliza emociones que no pueden expresarse verbalmente.
- Refuerza la identidad personal y la autoeficacia.

Pintar un "árbol de la vida", construir collages con fotos familiares.

Reminiscencia guiada:

- Se basa en la evocación positiva del pasado.
- Se realiza con álbumes, objetos, aromas o músicas que despiertan recuerdos consolidados.

Mejora la autoestima, reduce la ansiedad existencial y fortalece los vínculos intergeneracionales.

17.4. Actividad física estructurada

Efectos neuroprotectores:

- Aumenta el factor neurotrófico derivado del cerebro (BDNF).
- Mejora la sinapsis, el flujo sanguíneo cerebral y la regulación dopaminérgica.
- Disminuye la progresión del deterioro cognitivo y mejora el afecto.

Modalidades

Tipo de actividad	Frecuencia ideal	Observación clínica
Caminata guiada	20–30 min, 5 días/semana	Promueve la orientación y el vínculo
Ejercicio aeróbico	Bicicleta, natación	Aumenta la función ejecutiva
Gimnasia adaptada	Sentado, con apoyo	Fases moderadas
Tai Chi, yoga suave	2–3 veces/semana	Mejora el equilibrio y la concentración

Se debe asegurar un entorno seguro, un calzado adecuado y una supervisión eficaz si hay riesgo de caídas.

17.5. Terapias mente-cuerpo

***Mindfulness* adaptado:**

- Mejora la regulación emocional y reduce la rumiación.
- Aplicable en TNC leve y para cuidadores con sobrecarga.

Ejercicios de atención plena al respirar, saborear, caminar o contemplar.

Respiración diafragmática y relajación muscular:

- Reduce la reactividad emocional y la agresividad.
- Es útil previo a tareas demandantes o durante crisis de agitación leve.

Terapia ocupacional cognitiva:

- Reentrena actividades significativas y adaptadas:
  - Usar microondas, vestirse y mantener una higiene básica.
  - Confeccionar rutinas y usar recordatorios visuales.

17.6. Modificaciones ambientales y diseño amigable

El entorno puede ser una herramienta terapéutica o una fuente de ansiedad.

Adaptaciones útiles:

- Realizar un etiquetado con símbolos y palabras: baño, cocina, dormitorio.
- Mantener calendarios y relojes grandes visibles desde la cama.
- Eliminar espejos si causan confusión o miedo.
- Garantizar una iluminación natural y una orientación espacial con colores.

En fases avanzadas, los entornos multisensoriales (jardines, acuarios, aromaterapia) tienen efectos calmantes.

17.7. Apoyo a cuidadores y psicoeducación

Estrategias clave:

- Validar emociones del cuidador (culpa, frustración, duelo).
- Enseñar técnicas de redirección y validación emocional.
- Establecer rutinas fijas, anticipar cambios y usar un lenguaje simple.
- Realizar una capacitación en manejo de crisis sin violencia:
  - Redirigir la atención.
  - Usar el contacto físico suave.
  - Evitar las confrontaciones verbales.

Recursos disponibles:

- Grupos de apoyo presenciales o en línea.
- Manuales visuales.
- Consejería familiar o terapia sistémica breve (figura 17).

17.8. Fases y adaptación de las intervenciones

Fase del TNC	Intervenciones recomendadas
Leve	Estimulación cognitiva, actividad física, *mindfulness*
Moderada	Terapias expresivas, ocupacionales, apoyo familiar
Avanzada	Reminiscencia, musicoterapia pasiva, cuidado del entorno

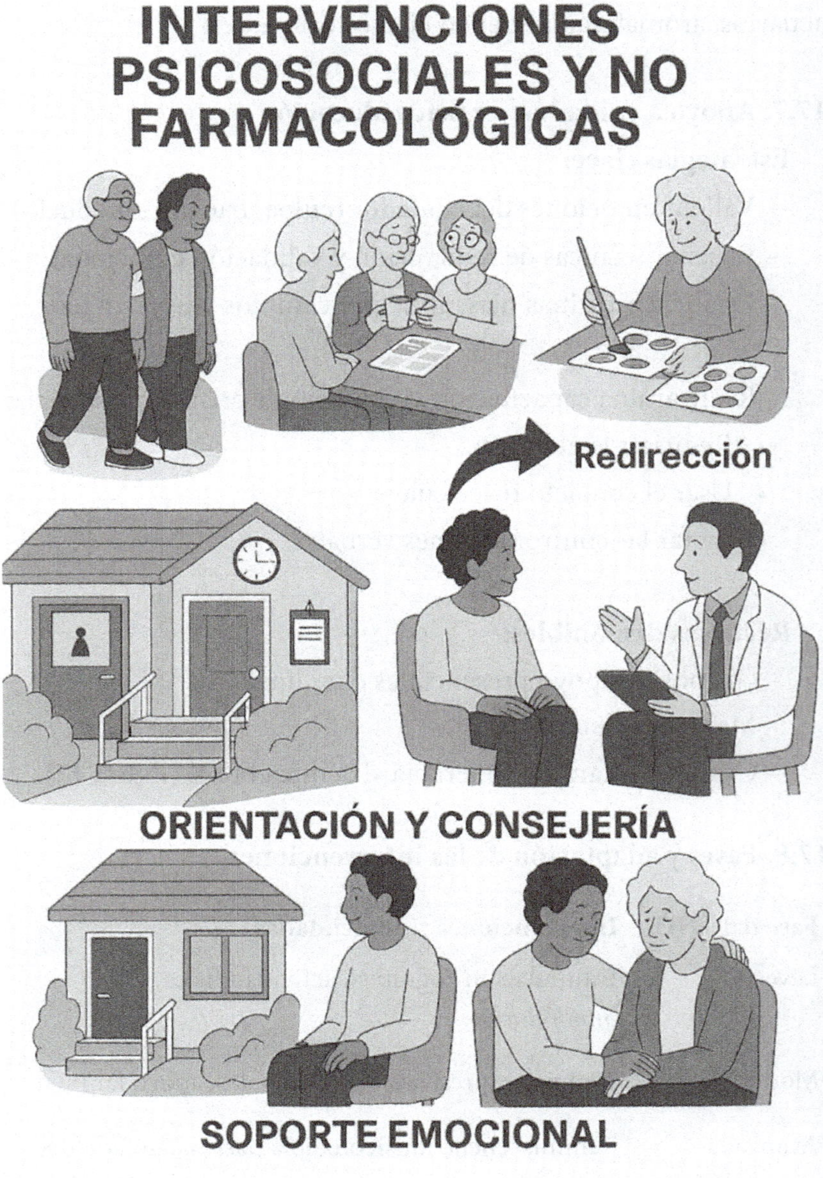

Figura 17. La imagen ilustra estrategias como la redirección, la orientación, la consejería, las actividades recreativas grupales y el soporte emocional, fundamentales para mejorar la calidad de vida del paciente y su entorno, lo que complementa el abordaje clínico integral.

CAPÍTULO 18
Apoyo al cuidador y estrategias comunitarias

18.1. ¿Quién cuida al cuidador?

Los cuidadores informales (familiares, parejas, hijos adultos) constituyen el eje central del sostén del paciente con TNC, pero muchas veces enfrentan:

- Sobrecarga física y emocional.
- Aislamiento social.
- Síntomas de depresión, ansiedad y culpa.
- Pérdida de identidad y rol social.

El 40-60 % de los cuidadores desarrollan trastornos psicológicos clínicamente relevantes.

18.2. Tipos de intervención para cuidadores

Psicoeducación

Objetivo: empoderar al cuidador con conocimiento para entender y manejar la enfermedad.

Contenidos clave:

- Etapas del TNC y qué esperar.
- Manejo de síntomas conductuales.
- Comunicación efectiva con el paciente.
- Estrategias de validación emocional y redirección.
- Cuidados legales, financieros y éticos.

Idealmente en talleres grupales o sesiones individuales cada 4-6 semanas.

Apoyo emocional

- Grupos de apoyo presenciales o virtuales (por ejemplo, Alzheimer México, AFATE España).
- Espacios para la expresión emocional, la validación y la resiliencia.

- Asesoramiento psicológico individual cuando hay duelo anticipado, síndrome de desgaste profesional o desesperanza.

Entrenamiento en habilidades de cuidado

- Cómo bañar, vestir y movilizar sin riesgo.
- Cuidados nutricionales.
- Prevención de úlceras, caídas y *delirium*.
- Gestión de crisis conductuales sin violencia.

Estos conocimientos aumentan la autoeficacia y reducen las hospitalizaciones innecesarias.

18.3. Recursos comunitarios esenciales

Recurso	Función
Centros de día	Estimulación, alimentación y descanso del cuidador
Grupos de apoyo comunitario	Compartir experiencias y estrategias
Redes de voluntariado	Acompañamiento, actividades recreativas
Terapia familiar sistémica	Resolución de conflictos, redistribución del rol cuidador
Domiciliarios municipales	Visitas médicas, enfermería y apoyo social en casa

En zonas rurales o con poco acceso se recomienda implementar redes de telecuidados y líneas de ayuda emocional.

18.4. Cuidados éticos y planificación anticipada

- Dialogar con el paciente en fases leves/moderadas sobre:
    - Voluntades anticipadas

- Poder legal y decisiones médicas
- Valores personales y espirituales

– Promover el respeto a su dignidad, preferencias y autonomía hasta donde sea posible.

Un cuidado ético integra lo biológico, emocional, social y espiritual (figura 18).

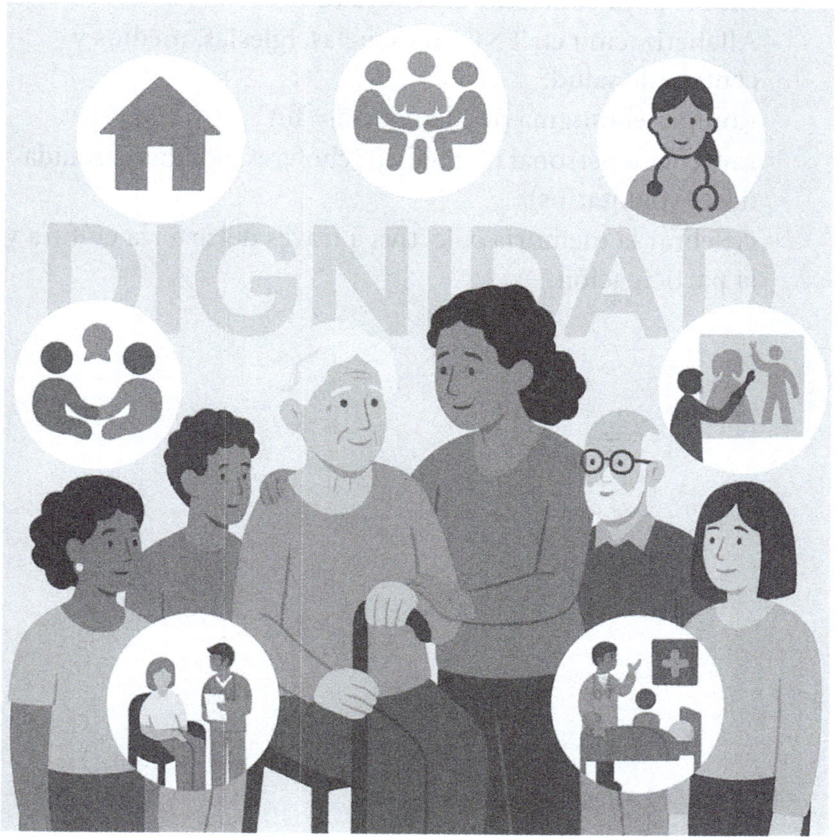

Figura 18. Dignidad en el cuidado de personas con demencia: La imagen simboliza un enfoque centrado en la persona, que destaca el valor del acompañamiento, el respeto, la atención médica integral, la comunicación, el entorno seguro y el apoyo emocional como pilares fundamentales para preservar la dignidad en todas las etapas del cuidado.

18.5. Modelos integrados de atención comunitaria

- Modelo de atención centrado en la persona (Kitwood).
- Cuidados paliativos neurológicos progresivos.
- Centros comunitarios cognitivos (modelo europeo y japonés).
- Estrategias intersectoriales: salud, educación, cultura, deporte.

18.6. Claves para construir comunidad

- Alfabetización en TNC en escuelas, iglesias, medios y centros de salud.
- Romper el estigma de "demencia = fin".
- Entrenar a personal no médico (choferes, bomberos, cuidadores voluntarios).
- Celebrar la memoria colectiva a través del arte, la cultura y la participación.

CAPÍTULO 19
Impacto psicológico del diagnóstico

19.1. Reacciones del paciente ante el diagnóstico de TNC

Recibir un diagnóstico de deterioro neurocognitivo (en especial el alzhéimer u otra demencia) implica un evento vital altamente estresante, comparable a recibir un diagnóstico oncológico o terminal.

Reacciones más comunes

Etapa emocional	Características
Negación inicial	"Es solo cansancio", "a todos se nos olvidan cosas"
Ansiedad anticipatoria	Miedo al deterioro, pérdida de control
Ira o frustración	"¿Por qué a mí?", sentimientos de injusticia
Vergüenza o aislamiento	Evita hablar, se retira socialmente
Depresión reactiva	Apatía, llanto fácil, pérdida de sentido
Aceptación	Reconstrucción del proyecto de vida

Cada paciente transita este proceso de forma única y no necesariamente lineal.

19.2. Reacciones de la familia

El impacto emocional en los familiares puede ser tan profundo como en el propio paciente.

Reacciones típicas:

- Desorientación y *shock*: dificultad para asimilar el diagnóstico.

- Negación colectiva: familiares que lo atribuyen a "la edad".
- Culpa o autoatribución: "¿qué hice mal?", "no estuve atento".
- Ansiedad anticipatoria: miedo al deterioro futuro y pérdida del vínculo.
- Desorganización relacional: conflictos familiares sobre quién cuida, decisiones legales.

Algunas familias se unen y crecen en solidaridad. Otras se fragmentan.

19.3. El duelo cognitivo

A diferencia de la muerte repentina, el TNC implica una pérdida progresiva e intermitente de la persona conocida, tanto para ella misma como para quienes la rodean.

Dimensiones del duelo:

- Pérdida de autonomía.
- Pérdida del rol social (trabajador, padre, líder).
- Pérdida de identidad narrativa (recuerdos, coherencia interna).
- Pérdida del vínculo recíproco (la persona ya no "es como era").

Tipos de duelo:

- Duelo anticipado: comienza con el diagnóstico.
- Duelo ambiguo: la persona está físicamente presente pero psicológicamente ausente.
- Duelo acumulativo: pequeñas pérdidas que se suman mes a mes.

Acompañar el duelo implica validar, no presionar, y crear nuevos significados (figura 19).

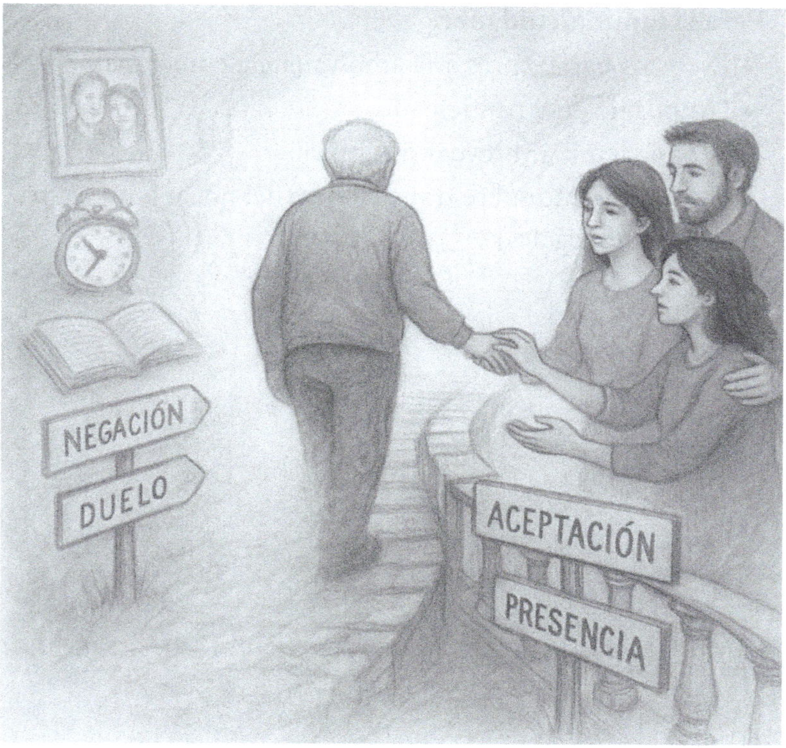

Figura 19. El proceso del duelo en la demencia: La imagen simboliza el tránsito emocional de los familiares a lo largo del deterioro cognitivo del ser querido, desde la negación hasta la aceptación, pasando por el duelo. Resalta la importancia de la presencia, el acompañamiento y el amor en las etapas finales de la vida.

19.4. Herramientas psicológicas para el acompañamiento

Para el paciente:

- Psicoterapia adaptada (validación, manejo de ansiedad).
- Terapia de reminiscencia (reforzar identidad).
- Grupos de apoyo para personas en fases leves.
- Diario de emociones o "caja de memoria".

Para la familia/cuidador:

- Espacios para expresar la ambivalencia emocional.
- Grupos de duelo anticipado.
- Terapia familiar breve o sistémica.
- Asesoramiento sobre transiciones (del hogar a un centro, decisiones legales).

CAPÍTULO 20
Estigma, mitos y representación cultural de los trastornos neurocognitivos

20.1. El estigma invisible: cuando olvidar se convierte en vergüenza

La demencia no solo borra recuerdos sino que muchas veces borra el lugar simbólico de una persona en la sociedad. A diferencia de otras enfermedades médicas, los TNC conllevan un fuerte estigma silencioso, que opera a múltiples niveles:

- Personal: el paciente, al ser diagnosticado, teme volverse "una carga" o "un fantasma de sí mismo".
- Familiar: muchas familias esconden el diagnóstico para no ser juzgadas.
- Social: se excluye a la persona con TNC de decisiones, actividades y espacios por considerarla "incapaz".

Ejemplo clínico

Julia, una maestra jubilada de 72 años, fue diagnosticada con alzhéimer en fase leve. Decidió no contarlo a sus amigas del club de lectura porque temía que dejaran de invitarla. Aunque aún podía leer y participar, temía ser vista "como una loca". Al poco tiempo, dejó de ir. Nadie supo por qué.

Este tipo de retiro autoimpuesto es común y profundiza la desconexión emocional y social que acelera el deterioro.

20.2. Mitos frecuentes: narrativas heredadas que enferman

Los mitos alrededor de la demencia son resistentes al conocimiento científico porque apelan a temores profundos: la pérdida de control, de identidad y de pertenencia.

Principales mitos:

1. "Es parte natural de envejecer".
   Falso. El envejecimiento normal no implica perder la memoria episódica, el juicio o la orientación.
2. "Después del diagnóstico, no se puede hacer nada".
   Falso. Existen tratamientos, terapias, adaptaciones y acompañamientos que mejoran los años de vida.
3. "El alzhéimer destruye a la persona por completo".
   Parcialmente falso. Aunque cambia las capacidades cognitivas, las emociones, el lenguaje no verbal y los afectos persisten hasta etapas avanzadas.
4. "Solo le pasa a los viejos".
   Falso. Hay demencias de inicio temprano (menores de 65), incluso casos genéticos desde los 40 años.
5. "Si lo digo en la familia, pensarán que estoy loco".
   Falso. Este mito produce autoestigma, negación del diagnóstico y aislamiento.

20.3. Narrativas literarias: la memoria como personaje

La literatura ha sido un espacio poderoso para representar la memoria como estructura emocional e identitaria. Cuando esta se fractura, el relato se fragmenta, se vuelve introspectivo o poético.

Obras clave:

- *Still Alice*, de Lisa Genova

La obra se narra desde el punto de vista de una profesora universitaria diagnosticada con alzhéimer de inicio temprano. Muestra el deterioro no como un borrado total, sino como una lucha por permanecer presente. La historia está narrada en primera persona, lo cual subvierte el estigma de que la persona con TNC no tiene voz.

- *La enfermedad del olvido*, de Eloy Moreno

Presenta una historia íntima y familiar, donde la demencia no solo afecta al abuelo, sino reordena el afecto y las preguntas sobre el pasado.

- *El olvido que seremos*, de Héctor Abad Faciolince

Aunque no es una novela sobre el alzhéimer, el título mismo constituye una declaración de duelo anticipado: recordar es resistir al olvido, y cuidar es un acto de memoria activa.

- *Cien años de soledad*, de Gabriel García Márquez

La peste del olvido en Macondo anticipa la tragedia colectiva de perder los nombres, los vínculos y la historia. A través de un recurso mágico, García Márquez representa la desmemoria como catástrofe cultural.

La literatura no representa a la persona con TNC solo como una víctima, sino como alguien que busca sentido, voz y dignidad dentro de un proceso de transformación cognitiva (figura 20).

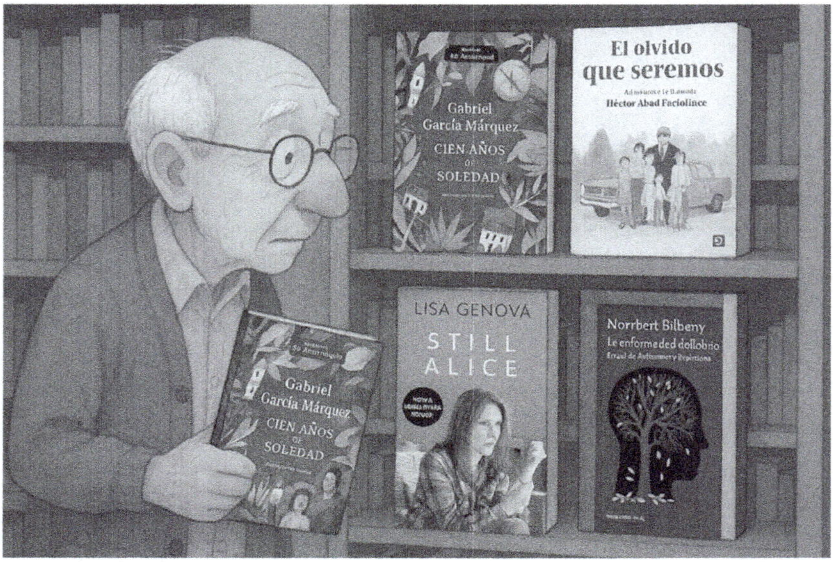

Figura 20. Narrativas del olvido: Esta imagen reúne obras literarias que abordan el deterioro cognitivo desde diversas perspectivas.

20.4. Cine: del estereotipo trágico a la empatía sensible

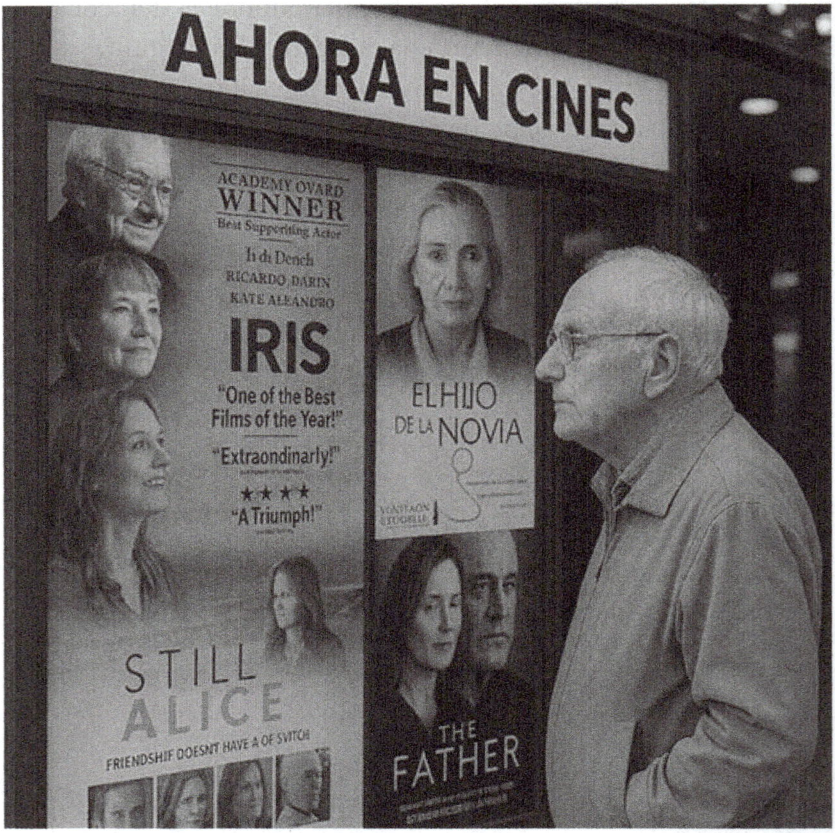

Figura 21. Esta imagen reúne películas clave que abordan la demencia desde distintas miradas. *The Father* (2020) nos sumerge en la percepción fragmentada del protagonista, encarnado por Anthony Hopkins. *Still Alice* (2014) narra con realismo el deterioro cognitivo desde el diagnóstico hasta la reorganización familiar. *El hijo de la novia* (2001) combina ternura y humor para destacar el amor como sostén frente al alzhéimer. *Iris* (2001) retrata la pérdida del lenguaje en la filósofa Iris Murdoch con sensibilidad. Estas películas no solo visibilizan el impacto del trastorno neurocognitivo, sino que dignifican la experiencia de quienes lo viven.

Análisis de películas clave:

- *The Father*, de Florian Zeller (2020)

Anthony Hopkins interpreta a un hombre con demencia desde una perspectiva subjetiva. La narrativa se fragmenta, los escenarios cambian, los rostros se confunden. El espectador no "mira" la demencia: la experimenta desde dentro.

- *Still Alice* (2014)

Basada en la novela de Lisa Genova. La evolución clínica es realista: diagnóstico, adaptación, crisis, reorganización. El deterioro se muestra con respeto, no como caricatura.

- *El hijo de la novia*, de Juan José Campanella (2001)

En tono de comedia dramática, la madre con alzhéimer es un personaje activo que inspira a su familia a reconciliarse. La película reivindica la dignidad del amor en la demencia.

- *Robot & Frank* (2012)

Una comedia futurista sobre un anciano con deterioro leve que recibe un robot asistente. Muestra la tecnología no como remplazo afectivo, sino como soporte de la memoria cotidiana.

- *Iris* (2001)

Filme biográfico sobre la filósofa Iris Murdoch, que sufre alzhéimer. La obra reflexiona sobre el lenguaje, la lucidez y la pérdida, sin caer en el sensacionalismo.

El buen cine permite que el espectador empatice, no se compadezca. Transforma el prejuicio en reconocimiento (figura 21).

Ejemplos profundos y simbólicos, en los que la memoria se representa como una estructura emocional e identitaria -especialmente en relación con la demencia- se pueden encontrar en las siguientes obras:

Pintura: *The Alzheimer's Series*, de William Utermohlen

- Artista: William Utermohlen
- Contexto: Pintor estadounidense radicado en Inglaterra, diagnosticado con alzhéimer en 1995.
- Obra destacada: *Autorretratos* (1996–2000).

- Significado: Utermohlen, al ser diagnosticado con alzhéimer, comenzó una serie de autorretratos que documentan su deterioro cognitivo progresivo. Estas obras no solo muestran el desvanecimiento técnico de su capacidad como artista, sino también la fragmentación de su identidad y memoria.

  Al principio, sus retratos conservan forma y detalle, pero a medida que avanza la enfermedad, las figuras se distorsionan, los rasgos desapareceny los colores se tornan confusos. Es una expresión emocionalmente devastadora y visualmente directa del colapso de la memoria como eje de la identidad.

Escultura: *Memory*, de Daniel Arsham

- Artista: Daniel Arsham
- Materiales: Escultura en yeso erosionado.
- Descripción: Arsham trabaja con materiales que parecen corroerse con el tiempo, como si sus esculturas estuvieran siendo "devoradas por el olvido". En muchas de sus obras, crea figuras humanas que aparecen incompletas, fragmentadas, como si la memoria del cuerpo estuviera desapareciendo.

  Aunque no se refieren explícitamente a la demencia, sus formas erosionadas evocan la pérdida paulatina de recuerdos y la fragilidad del ser (figura 22).

Interpretación poética común en ambas obras:

Ambas representan la memoria como:

- Algo encarnado en el cuerpo y el rostro (identidad).
- Algo que se fragmenta lentamente (como la demencia lo hace con la conciencia del yo).
- Una lucha entre recordar y desaparecer.

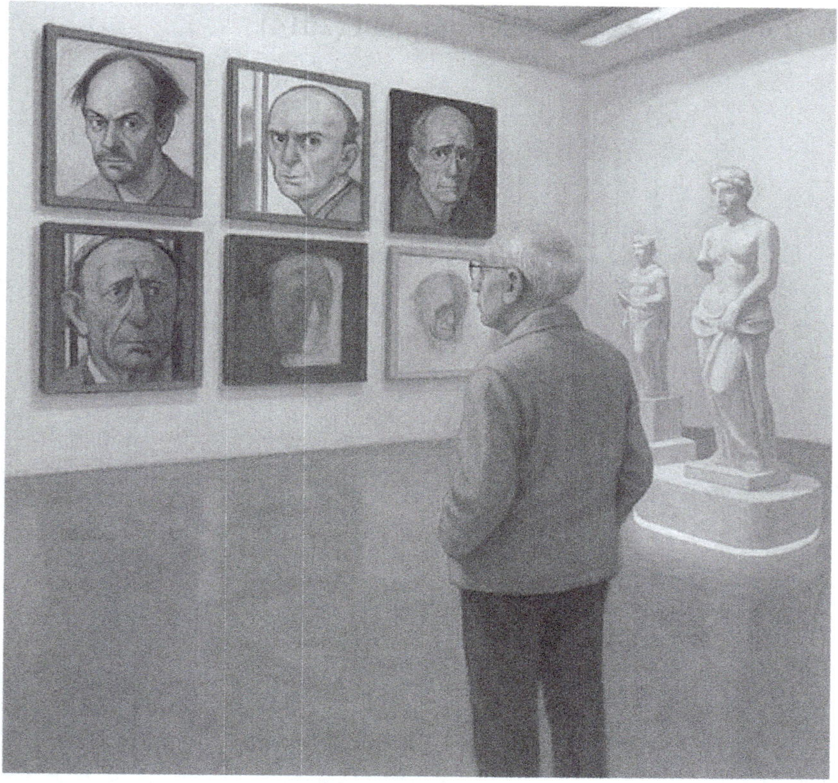

Figura 22. Arte y memoria en disolución: Esta escena reúne dos lenguajes artísticos que dialogan con la fragilidad del recuerdo. Los autorretratos de *The Alzheimer's Series*, del pintor William Utermohlen, plasman, trazo a trazo, el desvanecimiento de la identidad en el avance del alzhéimer. Frente a ellos, esculturas como *Memory*, de Daniel Arsham, evocan cuerpos erosionados por el tiempo, figuras que se desintegran como los recuerdos. Ambas obras nos enfrentan a la experiencia sensorial y existencial de la pérdida: mirar cómo la memoria se borra, pero deja una huella.

Un ejemplo destacado de la industria de la música que trata el tema de la demencia es el álbum *Ghosteen* (2019), de Nick Cave and the Bad Seeds. Aunque no aborda exclusivamente la demencia, toca profundamente temas de pérdida, desconexión de la realidad, y el duelo, elementos emocionales muy ligados a la experiencia de vivir con o cuidar a alguien con demencia.

Sin embargo, un ejemplo más directo y poderoso es:

***I'm Still Here*, de Glen Campbell (2014)**

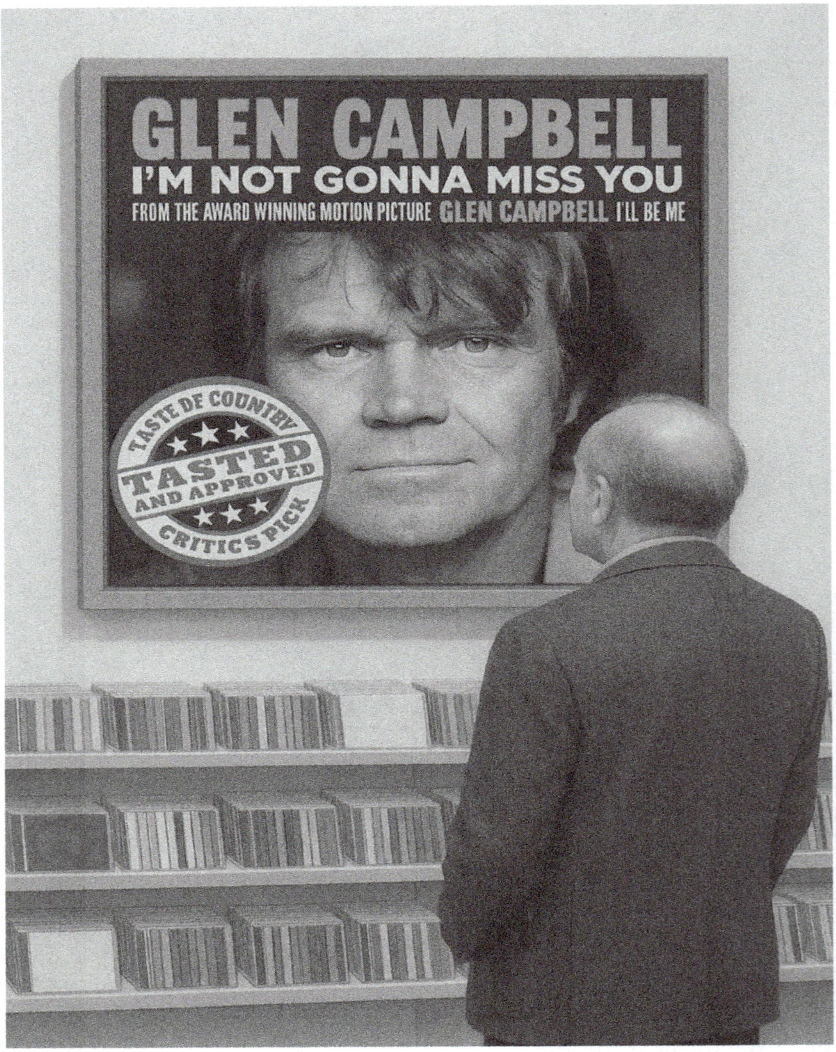

Figura 23. Glen Campbell – *I'm Not Gonna Miss You*: Esta canción, escrita y grabada por el legendario músico mientras enfrentaba el alzhéimer, es una despedida valiente y conmovedora. Lejos del dramatismo, Campbell canta con serenidad sobre el olvido inevitable, reconociendo que no sufrirá por extrañar a sus seres queridos… pero ellos sí lo harán. La música se convierte aquí en testimonio y legado, preservando la voz cuando la memoria comienza a apagarse.

- Álbum: *Ghost on the Canvas / I'm Not Gonna Miss You*
- Contexto: Glen Campbell, legendario músico de country, fue diagnosticado con alzhéimer en 2011. Antes de retirarse, grabó la canción *I'm Not Gonna Miss You*, un tema profundamente conmovedor donde expresa lo que significa perder la memoria (figura 23).
- Letra destacada: "I'm never gonna hold you like I did / Or say I love you to the kids / You're never gonna see it in my eyes / It's not gonna hurt me when you cry".
- Impacto:
  - La canción fue nominada al Oscar por mejor canción original (documental *Glen Campbell: I'll Be Me*).
  - Se convirtió en una pieza simbólica sobre la pérdida de la identidad y el dolor anticipado del ser querido.

Otros ejemplos:

- *When the Lights Go Down*, de Faith Hill

Aborda la confusión mental y la pérdida del ser interior, interpretado por muchos como una metáfora del alzhéimer.

- *Veronika,* de Silvana Estrada (2023)

Inspirada en una mujer que vive entre la fragilidad de la memoria y el presente. Poética y emocionalmente cercana a la experiencia de la demencia.

20.5. Demencia y lenguaje en los medios de comunicación

Se deben evitar expresiones como:

- "Víctima del alzhéimer".
- "Sufre demencia senil".
- "Es una carga para su familia".
- "Está perdido".

En su lugar se pueden utilizar las siguientes expresiones alternativas:

- "Persona que vive con alzhéimer".
- "Recibe cuidados debido a una condición de memoria".
- "Tiene una enfermedad neurocognitiva en evolución".
- "Es una persona con nuevas necesidades".

El lenguaje es medicina o veneno: puede incluir o aislar, humanizar o estigmatizar.

20.6. Recomendaciones culturales y sociales

- Promover representaciones positivas y realistas en novelas, cine, teatro y series.
- Incluir a personas con TNC en campañas públicas, no como símbolo, sino como participantes activos.
- Organizar festivales de "memoria viva", donde se celebren las historias, los vínculos y el cuidado como acto de resistencia.

CAPÍTULO 21
Estrategias comunitarias y políticas públicas para los trastornos neurocognitivos

21.1. El desafío social del envejecimiento y la memoria

Los trastornos neurocognitivos no son únicamente enfermedades individuales. Constituyen fenómenos colectivos que afectan a familias, comunidades y sistemas de salud. Frente al envejecimiento poblacional, las estrategias efectivas deben ser preventivas, inclusivas y comunitarias.

Para el año 2050 se estima que más de 150 millones de personas vivirán con algún tipo de demencia. No basta con más hospitales: se necesitan comunidades preparadas.

21.2. Enfoques clave para una política pública eficaz

Prevención intersectorial

- Educación sobre salud cerebral desde la escuela primaria.
- Promoción de actividad física en adultos y mayores.
- Campañas contra el tabaquismo, la obesidad y el sedentarismo.
- Control accesible de hipertensión, diabetes e hipoacusia.

Ejemplo: el programa *Ciudades amigas de la demencia* (OMS) promueve entornos urbanos adaptados, accesibles y sin estigmas.

Detección temprana comunitaria

Se debe:

- Capacitar a médicos generales, enfermeras y promotores de salud para identificar signos precoces.
- Usar herramientas simples como el Mini-Cog o MoCA en los centros de salud.

- Realizar campañas barriales con tamizaje gratuito y consejería.

Lograr el diagnóstico en fases leves permite lograr años de mejor calidad de vida y preparación familiar.

Apoyo directo a cuidadores

Estrategia	Impacto directo
Centros de respiro	Ofrecen descanso al cuidador 1–2 días por semana
Grupos de apoyo comunitarios	Disminuyen la depresión y la ansiedad del cuidador
Capacitación en cuidado domiciliario	Previene hospitalizaciones innecesarias
Subsidios económicos	Compensan tiempo no remunerado

El cuidado no profesional debe ser reconocido, acompañado y valorado como trabajo esencial.

21.3. Ejemplos de buenas prácticas a nivel internacional

Círculos de Memoria en Cuba y América Latina

- Reúnen semanalmente a personas con deterioro leve y a sus familiares.
- Actividades: estimulación, canto, ejercicios, meriendas, diálogo.
- Fortalecen la identidad comunitaria y evitan la institucionalización precoz.

Plan Nacional de Demencia (Japón)

- Logra la capacitación masiva de ciudadanos como “socios del cuidado” (*bankin*).

- Realiza una señalización amigable en transporte, bancos y comercios.
- Prioriza una alta inversión en asistencia domiciliaria y robótica afectiva.

Plan Integral de Alzhéimer 2023-2027 (España)

- Propone un enfoque centrado en la persona.
- Permite el acceso gratuito a diagnóstico y centros de día.
- Establecen observatorios regionales para el seguimiento y la evaluación.

21.4. Herramientas para gobiernos locales y ONG

Los gobiernos locales y ONG deben:

- Crear mapas comunitarios de recursos (centros de día, grupos, cuidadores).
- Impulsar bancos de tiempo donde vecinos se ayudan mutuamente.
- Establecer consultorios móviles de memoria en zonas rurales.
- Capacitar a policías, choferes, farmacéuticos y comerciantes para detectar y apoyar a personas desorientadas.

21.5. Principios para políticas públicas éticas y efectivas

- Participación activa de personas con TNC y sus familias.
- Lenguaje inclusivo y respetuoso.
- Enfoque de derechos humanos y equidad de acceso.
- Sostenibilidad financiera a largo plazo.
- Evaluación continua con indicadores culturales y sociales, no solo clínicos (figura 24).

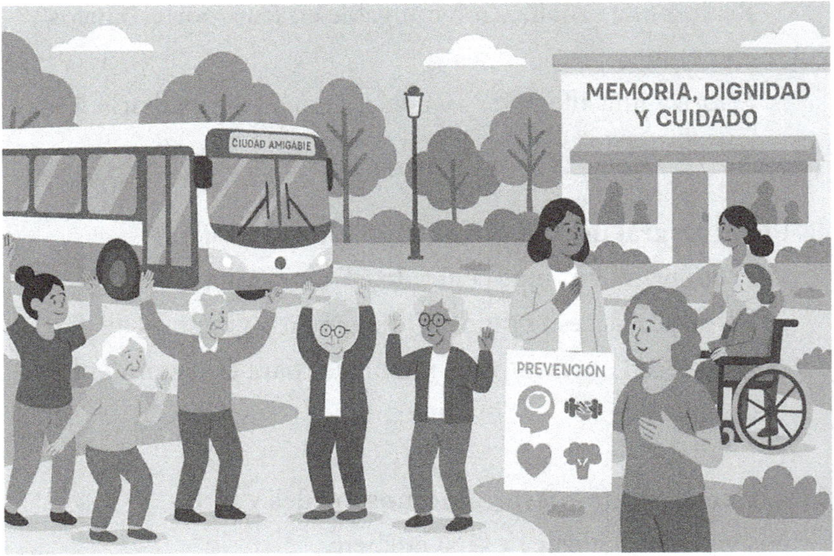

Figura 24. Construyendo una ciudad amigable con la demencia: La imagen representa una comunidad que promueve la memoria, la dignidad y el cuidado mediante espacios inclusivos, programas de prevención, movilidad accesible y actividades que fortalecen la salud física, cognitiva y emocional de las personas mayores. Una ciudad amigable no solo adapta su entorno, sino también su cultura hacia el respeto y la empatía.

CAPÍTULO 22
Neurociencia del futuro y alzhéimer

22.1. Nuevas fronteras para comprender y tratar el alzhéimer

La neurociencia está entrando en una era de tratamientos personalizados, tecnología de precisión y abordajes moleculares innovadores. Se proyecta que en la próxima década será posible:

- Diagnosticar el alzhéimer años antes de los primeros síntomas.
- Tratarlo mediante terapias inmunológicas o genéticas.
- Detectarlo y monitorearlo con biomarcadores accesibles en sangre.

22.2. Nuevos biomarcadores: el futuro del diagnóstico temprano

Los biomarcadores son señales medibles de un proceso biológico. En el alzhéimer, los más relevantes son:

Biomarcador	Qué indica	Estado actual
p-Tau217 / p-Tau231	Fibrilación tau precoz	En uso en investigación
NfL (neurofilamentos)	Degeneración axonal	Detectable en sangre
GFAP	Activación de astrocitos	Nueva promesa en plasma
Ratio Aβ42/Aβ40	Carga de beta amiloide	Disponible en centros especializados

Se están desarrollando *kits* comerciales de sangre para tamizaje temprano no invasivo.

22.3. Inmunoterapia cerebral: ¿vacunas contra la demencia?

La inmunoterapia busca "enseñar" al sistema inmunológico a detectar y eliminar proteínas tóxicas, como la beta amiloide o la tau.

Tipos en investigación:

- Anticuerpos monoclonales (aducanumab, lecanemab): eliminan amiloide.
- Vacunas peptídicas: estimulan la inmunidad adaptativa sin dañar el tejido sano.
- Inmunoterapia dual (amiloide + tau): estrategia combinada en la fase preclínica.

Algunos fármacos ya aprobados tienen efectividad modesta y requieren seguimiento con neuroimagen por posibles efectos adversos (ARIA).

22.4. Edición genética y modelos celulares

Tecnología CRISPR:

- Permite corregir mutaciones asociadas al alzhéimer genético (APP, PSEN1).
- Aplicable en etapas preclínicas para portadores identificados.

Organoides cerebrales:

- "Minicerebros" cultivados a partir de células madre.
- Reproducen in vitro procesos como la acumulación de tau y amiloide.
- Permiten probar cientos de moléculas en laboratorio sin necesidad de ensayos en humanos iniciales.

22.5. Neurotecnología y circuitos de la memoria

Avances actuales:

- Estimulación cerebral profunda (DBS) en núcleos de la memoria.
- *Neurofeedback* para entrenar redes de atención.
- Interfaces cerebro-computadora para restaurar funciones de orientación y lenguaje.

Un futuro cercano podría incluir implantes corticales para reforzar la memoria episódica en fases leves (figura 25).

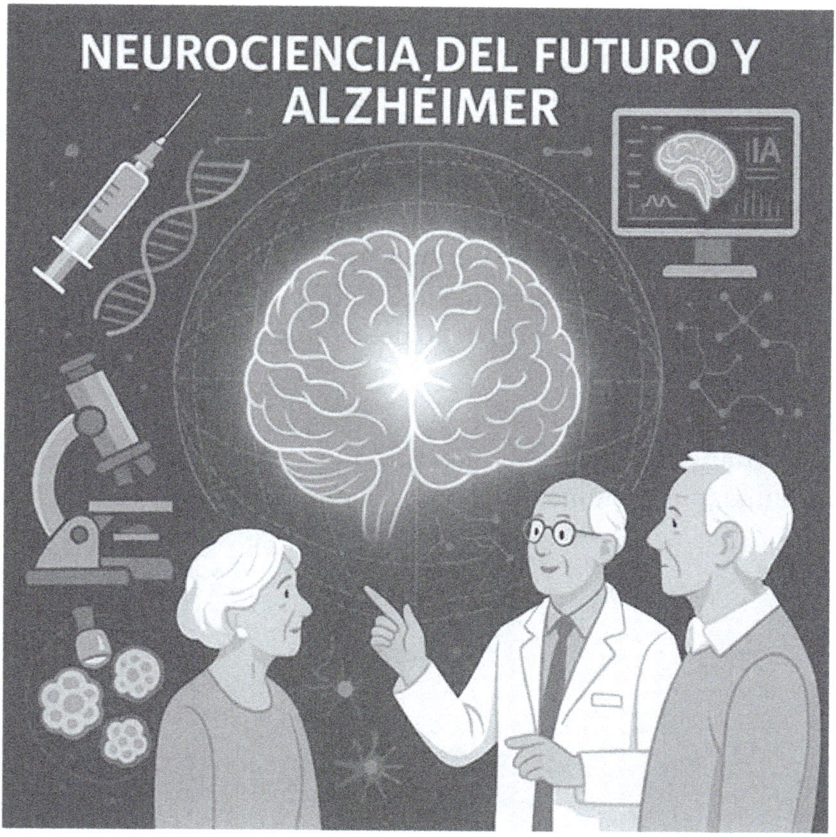

Figura 25. La imagen representa el avance de la ciencia en la comprensión y tratamiento del alzhéimer, integrando genética, inteligencia artificial, biomarcadores, microscopía avanzada y nuevas terapias. La esperanza se centra en una investigación multidisciplinaria que no solo busque curar, sino también prevenir y acompañar con dignidad.

22.6. Inteligencia artificial (IA) y predicción personalizada

- Diversos algoritmos de IA pueden detectar signos de deterioro en la voz, escritura o movimientos antes de que se hagan conscientes.
- Se desarrollan múltiples aplicaciones para realizar el seguimiento remoto, la predicción de evolución, la personalización de tratamientos.

- Se entrenan modelos de IA ayudan a descubrir nuevas dianas terapéuticas analizando *big data* genómico y neuroimagen.

22.7. Retos éticos y sociales

Entre los retos actuales está:

- Garantizar el acceso equitativo a biomarcadores y terapias de alta tecnología.
- Lograr la protección de datos neurogenéticos personales.
- Manejar adecuadamente los dilemas de predicción precoz: ¿qué hacer si sé que puedo desarrollar alzhéimer 20 años antes?

El futuro del alzhéimer no es solo médico. Es político, ético y profundamente humano.

CAPÍTULO 23
Prevención del deterioro cognitivo

23.1. ¿Es posible prevenir el deterioro cognitivo?

Sí. Numerosos estudios han demostrado que la neurodegeneración no es un destino inevitable, y que existen factores protectores que pueden:

- Retrasar el inicio del deterioro.
- Reducir su velocidad de progresión.
- Preservar las funciones ejecutivas, la memoria y la autonomía.

La prevención es más efectiva cuando comienza décadas antes de la aparición de los síntomas clínicos.

23.2. Factores protectores clave

Educación y estimulación cognitiva

- Aumenta la reserva cognitiva, es decir, la capacidad del cerebro de compensar lesiones.
- Aprender idiomas, tocar instrumentos, resolver problemas o adquirir nuevas habilidades estimula las redes frontoparietales y temporales.

Actividad física regular

- Incrementa la neurogénesis en el hipocampo.
- Reduce la inflamación cerebral crónica.
- Disminuye el riesgo de alzhéimer hasta en un 50 %.

Ejemplo: caminar 30 minutos al día 5 veces por semana es una de las mejores estrategias preventivas.

Dieta saludable

- Dieta MIND (combinación de mediterránea + DASH): rica en vegetales, legumbres, pescado, frutos rojos y baja en azúcares y grasas trans.

- Omega-3, vitamina B9 y antioxidantes protegen contra el daño neuronal.

23.3. Salud mental y emocional

- Tratar la depresión y la ansiedad crónica previene la disfunción hipocampal.
- Mantener relaciones sociales activas reduce el riesgo de deterioro cognitivo hasta en un 25-30 %.
- Vivir con un propósito vital, con espiritualidad o con motivación personal actúa como factor protector neuropsicológico.

23.4. Otros factores de prevención probados

Factor	Acción recomendada
Hipoacusia	Uso de audífonos lo antes posible
Sueño	Higiene del sueño, tratamiento de apnea
Hipertensión	Control estricto desde los 40 años
Diabetes tipo 2	Dieta, metformina, actividad física
Tabaquismo	Abandono con apoyo médico y psicológico
Contaminación ambiental	Uso de mascarillas, ventilación, plantas

23.5. Prevención como política de salud pública

Las medidas preventivas deben incluir:

- Educación en salud cerebral desde la escuela.
- Acceso gratuito a chequeos de memoria en adultos mayores.
- Campañas comunitarias sobre dieta, sueño, audición y ejercicio.
- Apoyo psicológico para población adulta en riesgo.

En Finlandia el estudio FINGER demostró que un programa combinado de dieta, ejercicio, estimulación y control vascular mejora la función cognitiva global en mayores sin deterioro clínico (figura 26).

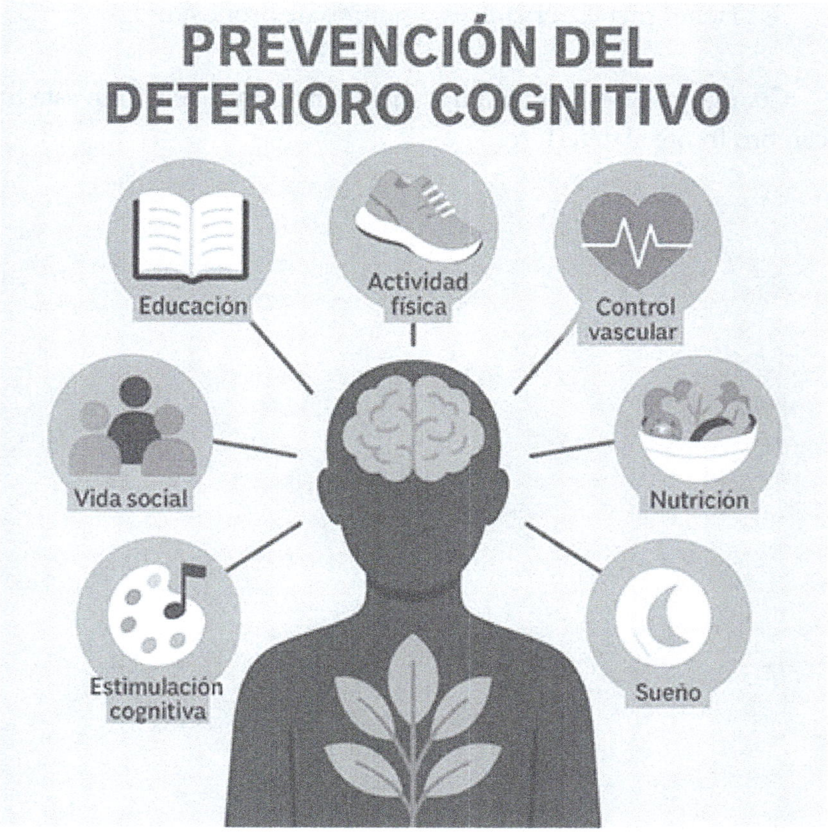

Figura 26. La imagen destaca los pilares fundamentales para mantener la salud cerebral y reducir el riesgo de demencia. Entre ellos se incluyen la educación continua, la actividad física, el control de factores vasculares, la nutrición balanceada, el sueño adecuado, la estimulación cognitiva y la vida social activa. Promover estos hábitos a lo largo de la vida es clave para un envejecimiento saludable.

23.6. Autochequeo preventivo (guía práctica)

Responde "Sí" o "No":

- ¿Aprendiste algo nuevo en los últimos 6 meses?
- ¿Socializas con amigos al menos una vez por semana?

- ¿Te mueves (caminar, nadar, bailar) al menos 150 minutos semanales?
- ¿Tienes control médico reciente de presión y azúcar?
- ¿Duermes entre 6 y 8 horas diarias?
- ¿Tienes metas personales o sentido de propósito?

Cuantas más respuestas afirmativas tengas, más blindado está tu cerebro frente al deterioro.

CAPÍTULO 24
Dimensiones humanas y filosóficas del deterioro cognitivo

24.1. ¿Qué es la identidad cuando la memoria se borra?

Cuando una persona vive con alzhéimer u otra forma avanzada de deterioro neurocognitivo, la sociedad tiende a preguntarse: "¿Sigue siendo ella misma si ya no se acuerda de quién es?"

Pero la identidad no se define únicamente por la capacidad de recordar hechos, sino por una red compleja de elementos:

- La historia vivida (aunque no evocada verbalmente).
- Las emociones sentidas.
- La forma en que el cuerpo responde al mundo.
- La mirada del otro que nos reconoce incluso cuando no nos reconocemos.

Ejemplo clínico

Marta, enfermera jubilada con demencia avanzada, ya no podía hablar. Pero cada vez que escuchaba una sirena de ambulancia se sobresaltaba, se incorporaba y miraba hacia la puerta. Aunque su biografía verbal se había perdido, su cuerpo recordaba quién había sido.

24.2. La identidad corporal, afectiva y relacional

Dimensiones de la identidad que sobreviven al olvido

Capa de la identidad	Manifestación tangible
Corporal	Gestos automáticos, posturas conocidas
Emocional	Expresión de afecto ante estímulos familiares
Procedimental	Reacciones motoras al ritmo de música, oraciones, danza

Capa de la identidad	Manifestación tangible
Relacional	Contacto visual, reconocimiento afectivo, imitación
Espiritual	Resonancia con símbolos, cantos, ritos

"No recuerda cómo se llama su hija, pero se tranquiliza cuando escucha su voz".

24.3. El lenguaje invisible del vínculo

Aunque el lenguaje verbal desaparezca, la comunicación permanece a través de:

- Las manos que se entrelazan.
- El ritmo de la respiración compartida.
- Las lágrimas espontáneas.
- Una sonrisa que emerge al oír una melodía.

Como expresó el filósofo Emmanuel Levinas: "El rostro del otro me habla incluso en su silencio".

24.4. La dignidad sin requisitos

Muchas culturas modernas asocian la dignidad con:

- Productividad.
- Autonomía.
- Memoria.
- Razonamiento lógico.

Pero la dignidad humana es anterior y superior a cualquier capacidad. No se otorga: se reconoce.

Ejemplo simbólico

Una mujer en silla de ruedas, sin lenguaje, permanece sentada junto a su nieta mientras esta dibuja. El acto de "estar" en compañía, aunque sin palabras, es una forma de dignidad compartida (figura 27).

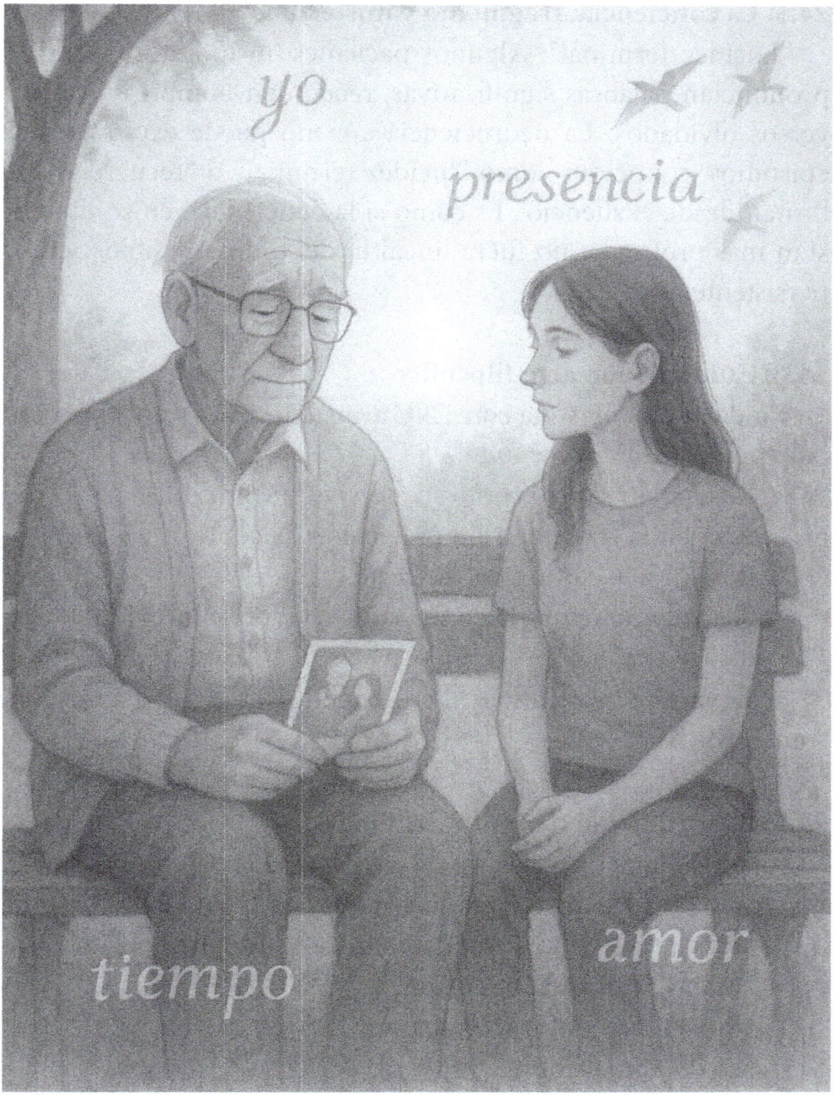

Figura 27. La ilustración retrata el encuentro íntimo entre generaciones, donde el recuerdo se sostiene no solo con palabras, sino con compañía. El anciano, con una fotografía en sus manos, mira al pasado; la niña, con ternura, representa el presente atento. Aunque la memoria falle, el "yo" persiste en el vínculo, en la mirada que acompaña. La demencia puede borrar fechas, pero no borra el amor compartido.

24.5. La conciencia: fragmento y misterio

"Lucidez terminal": Algunos pacientes, justo antes de morir, pronuncian palabras significativas, recuerdan nombres o cantan versos olvidados. La neurociencia aún no puede explicar estos episodios, conocidos como "lucidez terminal" o "recuerdos que brotan desde el silencio". Es como si la conciencia, en su dimensión más profunda, no fuera lineal ni del todo accesible, pero sí persistente.

24.6. Cuidar como acto filosófico

Cuidar a una persona con TNC avanzado no es solo alimentar, bañar o asistir. Es sobre todo:

- Reconocer al otro como sujeto vivo y sentido.
- Aceptar la fragilidad sin pretensión de control.
- Resistir a la cultura del descarte.
- Sostener la memoria compartida cuando la individual se disuelve.

"Ella ya no me reconoce. Pero cuando entro a la habitación, sonríe. Me basta".

24.7. El sentido del tiempo y del final

Cuando alguien pierde la noción del pasado y el futuro, vive en un eterno presente. Esto, que suele considerarse un déficit, puede ser también una forma de espiritualidad profunda:

- No hay ansiedad anticipatoria.
- No hay arrepentimientos acumulados.
- Solo el aquí y ahora.

Cuidar en ese estado es una práctica de presencia plena, una meditación en movimiento.

24.8. La comunidad como memoria externa

Cuando la persona ya no puede recordar, es la comunidad la que recuerda por ella:

- Los hijos sostienen su historia.
- El entorno refleja quién fue.
- Los objetos, fotos, aromas y voces son puentes simbólicos entre el presente y el pasado.

"No recuerdo, pero tú me recuerdas. Entonces, existo".

24.9. Reflexiones finales

- La persona con deterioro cognitivo no es "menos persona".
- La fragilidad puede ser un lenguaje sutil de humanidad.
- La memoria no es solo biológica: también es cultural, comunitaria y relacional.
- Cuidar es resistir a la lógica del olvido social.
- Amar es una forma de recordar, incluso sin recuerdos.

CAPÍTULO 25
Demencia: señales, umbrales y decisiones

25.1. Más allá del olvido: reconocer la demencia en lo cotidiano

Recordemos que la demencia no es una enfermedad única, sino un síndrome neurodegenerativo progresivo que afecta la memoria, el lenguaje, la orientación, el juicio, la conducta y la autonomía.

No todas las pérdidas de memoria son demencia. El olvido benigno asociado a la edad no interfiere con la vida diaria. La demencia sí.

Criterio clave: cuando los síntomas afectan la capacidad de realizar actividades cotidianas, ya no hablamos de "despiste", sino de deterioro cognitivo.

25.2. Tipos más comunes de demencia

Tipo de demencia	Características principales	Ejemplo narrativo
Alzhéimer	Comienza con olvidos de hechos recientes, desorientación, dificultad en el lenguaje	"Mi madre me llama por otro nombre y olvida que ya comió"
Demencia vascular	Progresiva en escalones, puede haber caídas, cambios de humor bruscos	"Mi abuelo tuvo un ACV y desde entonces se confunde más"
Demencia frontotemporal	Cambios de personalidad, lenguaje o conducta social inapropiada	"Mi padre se volvió grosero y dejó de cuidar su higiene"

Tipo de demencia	Características principales	Ejemplo narrativo
Demencia con cuerpos de Lewy	Alucinaciones visuales, fluctuaciones cognitivas, rigidez muscular	"Mi esposa ve cosas que no están, pero a veces está completamente lúcida"

25.3. Evolución de la enfermedad: ¿qué esperar?

Fases y características comunes de la demencia

Fase	Características comunes	Sugerencia para familiares
Leve	Olvidos leves, dificultades con tareas nuevas	Incluir en rutinas, promover autonomía
Moderada	Desorientación, confusión, cambios conductuales	Supervisión constante, mantener rutinas claras
Avanzada	Pérdida del habla, incontinencia, inmovilidad	Cuidado asistido, apoyo emocional a la familia

No todas las personas evolucionan igual. Algunas conservan la ternura y el sentido del humor hasta el final.

25.4. Cambios cognitivos, emocionales y físicos

Cognitivos:

- Pérdida de memoria (reciente primero, luego remota).
- Dificultad para planificar, decidir, hablar.

Emocionales:

- Ansiedad, irritabilidad, tristeza, euforia repentina.

Físicos:

- Torpeza motora, caídas, cambios en el apetito o el sueño.

Ejemplo: Rosa, de 82 años, ya no cocina porque olvida los pasos y deja la hornilla encendida. Se frustra y llora. Su hija decidió cocinar con ella y convertirlo en una actividad compartida.

25.5. La importancia de la empatía y la paciencia

- El paciente no está siendo terco o difícil a propósito.
- La enfermedad afecta la forma en que interpreta el mundo.
- Lo que hoy olvida, mañana recordará parcialmente.
- La frustración del cuidador es comprensible, pero la respuesta amorosa ayuda más que la corrección.

Repetir con paciencia, sonreír aunque duela, abrazar cuando las palabras fallan: eso es cuidar con empatía.

Comprender estas diferencias es clave para el diagnóstico y manejo adecuados:

- La enfermedad de Alzheimer se asocia a pérdida de memoria y desorientación.
- Los cuerpos de Lewy provocan alucinaciones y rigidez.
- La demencia vascular se presenta con deterioro brusco y dificultades motoras.
- La demencia frontotemporal altera la conducta, la emoción y el juicio.

A continuación se muestran los principales tipos de demencia (figura 29).

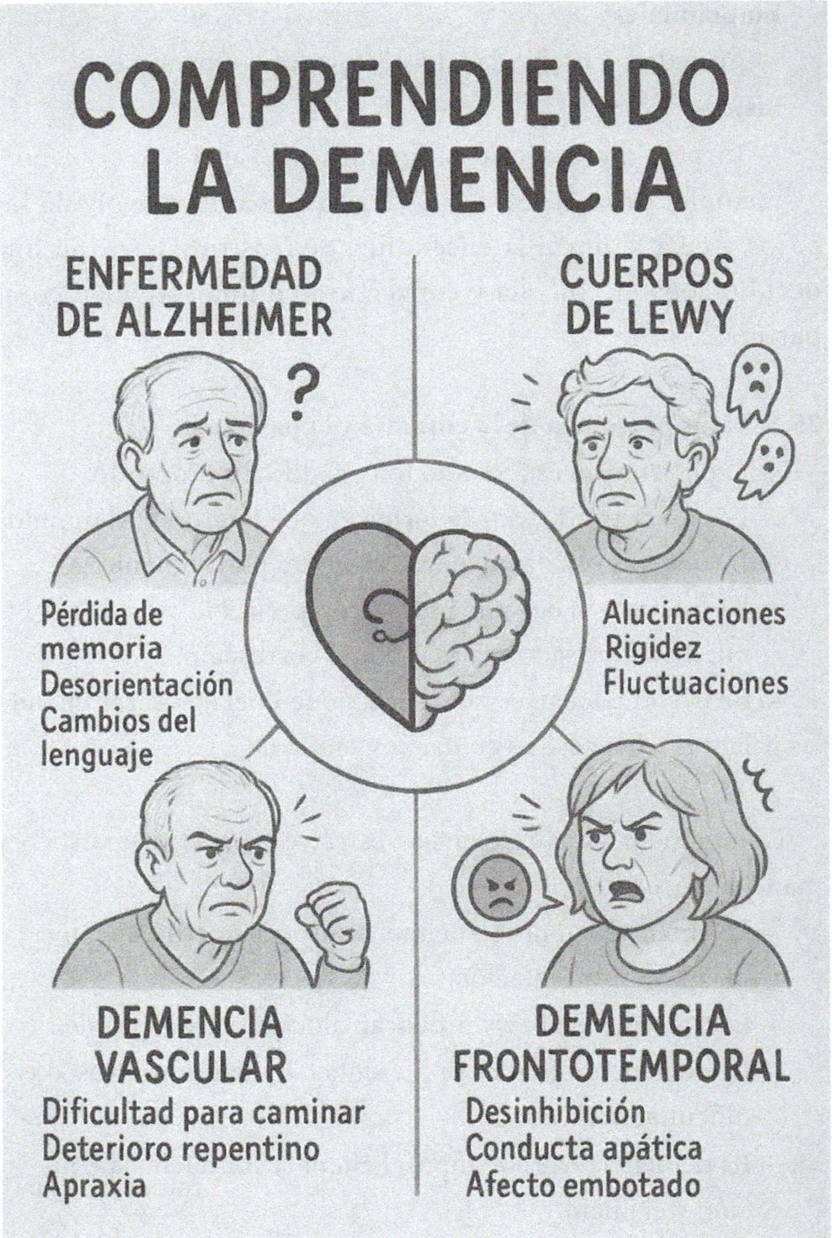

Figura 28. Esta imagen compara las características clínicas distintivas de las formas más comunes de demencia.

CAPÍTULO 26
Técnicas de cuidado diario

26.1. Crear una rutina diaria segura y predecible

Las personas con demencia se sienten más tranquilas cuando su entorno es estructurado y familiar (figura 29).

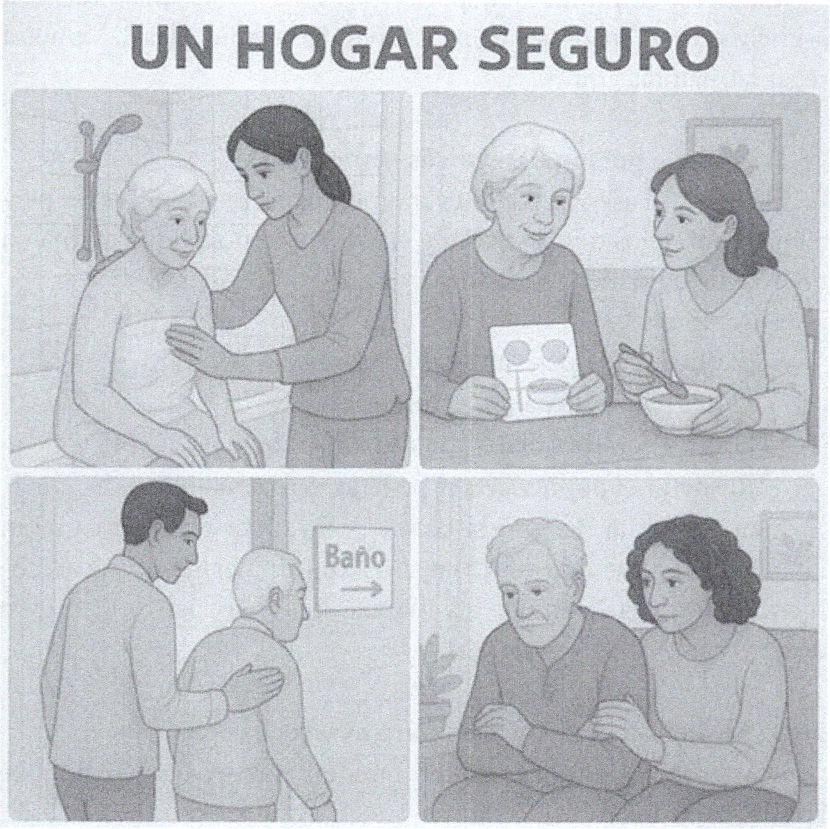

Figura 29. Un hogar seguro para la persona con demencia: La imagen representa acciones cotidianas de cuidado que promueven seguridad, orientación y bienestar en el entorno doméstico. Desde la higiene y la alimentación, hasta la señalización de espacios y el acompañamiento emocional, cada gesto contribuye a reducir riesgos y preservar la dignidad de quien vive con deterioro cognitivo.

Recomendaciones:

- Mantener horarios fijos para despertar, comer y dormir.
- Incluir actividades placenteras y de descanso.
- Evitar cambios bruscos en la casa o en el ritmo del día.
- Usar un calendario visual o pictográfico.

Ejemplo clínico

Manuel se confunde al despertar. Su hija le coloca una pizarra en la cocina con el mensaje: "Hoy es lunes. Desayuno a las 8. Vamos a regar las plantas juntos".

26.2. Higiene personal: técnicas respetuosas

El baño o el aseo pueden ser momentos de resistencia si se perciben como fríos o invasivos. La clave es transformar la rutina en un acto de cuidado y confianza.

Estrategias:

- Explicar cada paso antes de realizarlo.
- Evitar el uso de palabras infantiles.
- Utilizar toallas tibias y música relajante.
- Respetar el pudor (cerrar puertas, cubrir el cuerpo).

Ejemplo: Julia no quería bañarse. Su nieta puso su canción favorita mientras llenaba el lavabo. Con una esponja suave, comenzaron juntas a mojar las manos, luego el rostro. El miedo desapareció.

26.3. Alimentación: consejos para ayudar a comer

Los problemas para comer pueden deberse a pérdida de apetito, olvidos o dificultad para usar cubiertos.

Técnicas útiles:

- Servir porciones pequeñas y coloridas.
- Usar platos contrastantes para facilitar la percepción.
- Cortar la comida en trozos pequeños.
- Comer con ellos: la imitación es poderosa.

Evita forzar: si no quiere comer, ofrece algo más tarde. El rechazo a veces es momentáneo.

26.4. Manejo de la incontinencia

La incontinencia puede ser emocionalmente difícil tanto para el paciente como para la familia.

Consejos prácticos:

- Crear horarios para ir al baño, incluso sin que lo pidan.
- Usar ropa fácil de quitar.
- Tener pañales o ropa interior absorbente, sin convertirlo en un castigo.
- Proteger colchones y sofás con fundas impermeables.

Ejemplo: El hijo de Pedro colocó señales visuales en la puerta del baño y le recordaba ir cada dos horas. Redujo accidentes y mejoró su tranquilidad.

26.5. Prevención de caídas y accidentes en el hogar

La desorientación espacial y el deterioro visual aumentan el riesgo de caídas.

Medidas de seguridad:

- Retirar alfombras, cables y muebles bajos.
- Colocar barras de apoyo en el baño.
- Iluminar pasillos durante la noche.
- Utilizar zapatos con suela antideslizante.

26.6. ¿Cómo lidiar con la confusión, la agresividad o las alucinaciones?

Estos síntomas no son personales. Surgen del miedo, el delirio o la falta de control.

En episodios de agitación:

- Mantén la calma: tu actitud contagia tranquilidad.
- Redirige su atención a algo neutro: una foto, una canción.

- Usa frases breves: "Estoy contigo. Todo está bien".
- Nunca discutas ni intentes razonar como si no tuviera demencia.

Ejemplo clínico

Jorge creía que su esposa era una impostora. Su hijo no lo corrigió. En cambio, le dijo: "Esa señora cuida mucho de ti. Vamos a escuchar juntos su canción favorita". Y el momento se suavizó.

CAPÍTULO 27
Juegos y actividades terapéuticas

27.1. Estimulación cognitiva a través del juego

El juego no es solo diversión. Es una herramienta terapéutica, emocional y relacional. Estimula el cerebro, reduce la ansiedad y mejora la autoestima. La clave no es ganar, sino compartir y conectar.

Juegos de estimulación cognitiva

Juego	Beneficio principal	Ejemplo de uso
Puzles simples	Atención, coordinación visoespacial	Usar de 6 a 12 piezas grandes con imágenes conocidas
Memorama adaptado	Memoria visual y concentración	Cartas grandes con imágenes familiares
Juegos de asociaciones	Lenguaje y categorización	Relacionar frutas con colores, animales con hábitats
Adivinanzas sencillas	Pensamiento lógico y evocación verbal	"Blanco por dentro, verde por fuera..."
Juegos musicales	Memoria auditiva y emocional	Cantar canciones conocidas, completar la letra

Ejemplo clínico

Teresa jugaba memorama con su nieto usando fotos de familia. Aunque no recordaba nombres, su rostro se iluminaba al ver caras queridas.

27.2. Actividades sensoriales

Cuando el lenguaje o la memoria fallan, los sentidos son puentes de comunicación profunda.

Actividades sugeridas:

- Clasificar objetos por textura o color: fieltro, madera, tela, algodón.
- Aromaterapia: usar esencias familiares (lavanda, café, canela).
- Pintura libre con dedos o brochas: sin buscar la perfección, solo la expresión.
- Juegos con masilla o plastilina: ejercitan manos y creatividad.
- Jardinería simple: plantar, regar, tocar tierra.

Consejo: evita estímulos excesivos o ruidos fuertes. La clave es la simplicidad sensorial y el afecto compartido (figura 30).

27.3. Ejercicio físico adaptado

El cuerpo también recuerda. El movimiento mantiene la circulación cerebral, reduce la rigidez, mejora el ánimo y promueve la sensación de control.

Actividad	Frecuencia recomendada	Consideraciones
Caminatas seguras	15–30 minutos, diario	Supervisión y entorno tranquilo
Estiramientos suaves	2 veces por día	Acompañar con respiración lenta
Bailes con música conocida	2–3 veces por semana	Ejemplo: boleros, valses lentos
Ejercicios de manos	Diario	Apretar pelotas blandas, girar muñecas

Ejemplo clínico

Pedro no hablaba mucho, pero bailaba con entusiasmo al oír tangos antiguos. El movimiento lo conectaba consigo mismo.

27.4. Adaptar el juego al estado emocional

- Si está agitado: juegos sensoriales o escuchar música suave.
- Si está triste: álbumes de fotos, canciones familiares, aromaterapia.
- Si está alerta: juegos de memoria, adivinanzas simples, conversaciones guiadas.

No importa si "juega bien", que disfrute, participe y sonría.

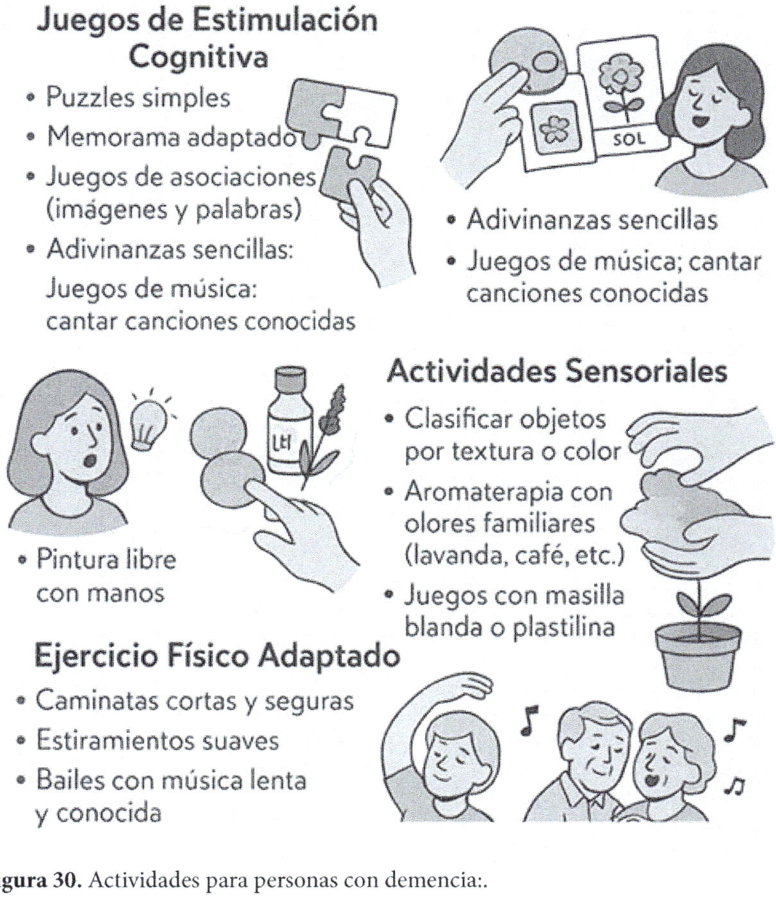

Figura 30. Actividades para personas con demencia:.

CAPÍTULO 28
Comunicación efectiva con el paciente con demencia o alzhéimer

El arte de comprender más allá de las palabras

La comunicación con una persona con demencia o alzhéimer es mucho más que hablar. Constituye una danza delicada entre palabras, gestos, presencia y empatía. A medida que avanza el deterioro cognitivo, el lenguaje verbal se ve afectado, pero el mundo emocional, sensorial y corporal permanece activo. Aprender a comunicarnos de manera efectiva es esencial para construir la confianza, disminuir la ansiedad y fortalecer el vínculo humano.

28.1. ¿Cómo hablarles? Lenguaje claro, pausado y amable

Las personas con demencia procesan la información con mayor lentitud y pueden confundirse fácilmente con frases complejas o abstractas. Por ello, el lenguaje debe adaptarse a sus capacidades:

- Usa frases cortas y sencillas: un mensaje a la vez.
  En lugar de: "Vamos a cambiarnos la ropa para salir al parque porque hace buen clima", mejor: "Vamos a ponernos la chaqueta. Vamos al parque".
- Habla de forma pausada, sin elevar el tono de voz ni usar un tono infantilizante.
- Utiliza nombres propios y evita pronombres vagos.
  Di: "Aquí está tu taza, María" en lugar de "Aquí está esto".
- Acompaña las palabras con gestos visuales (señalar, mostrar).
- Evita preguntas abiertas o ambiguas
  En vez de "¿Qué quieres hacer?", es mejor "¿Quieres escuchar música o caminar un poco?"
  Objetivo: Aumentar la comprensión, reducir la confusión y crear una atmósfera de confianza y respeto.

28.2. El poder del contacto visual y el tacto suave

Cuando el lenguaje se debilita, la mirada y el contacto físico se vuelven puentes fundamentales de conexión emocional.

- Mirar a los ojos al hablar transmite seguridad, presencia y atención.
- Agacharse al nivel de los ojos del paciente evita imponer y mejora la conexión.
- El tacto suave (una mano en el hombro, tomar la mano, una caricia en el brazo) puede calmar, consolar y comunicar amor.
- Evita los gestos bruscos, los acercamientos repentinos o los toques sin previo aviso.

  Objetivo: Transmitir calma, seguridad emocional y empatía a través del cuerpo.

28.3. Escuchar más allá de las palabras

Escuchar a una persona con alzhéimer implica una escucha activa que va más allá de lo literal:

- Observa el lenguaje no verbal: expresiones faciales, movimientos, tono de voz.
- No interrumpas ni completes sus frases: respeta su ritmo.
- Valida sus emociones aunque sus palabras no tengan sentido lógico.

  Si dice "Quiero ir a mi casa" (aunque ya esté en su casa), responde con: "Debe ser importante ese lugar para ti. ¿Cómo es tu casa?"
- Escucha las emociones detrás del mensaje: miedo, tristeza, soledad, alegría.

  Objetivo: Reconocer la humanidad intacta del paciente, ofrecer escucha auténtica y aliviar su sensación de aislamiento.

28.4. Cómo responder a frases incoherentes o confusas

Es común que las personas con demencia digan cosas desorganizadas, delirantes o repetitivas. La clave está en no corregir ni confrontar, sino redirigir con respeto y calidez.

- No corregir: decir "eso no es cierto" puede aumentar la angustia.
  En lugar de: "Tu mamá murió hace años", mejor: "Cuéntame de ella, ¿qué te gustaba de tu mamá?"
- No discutir: si están convencidos de algo erróneo, es mejor acompañar que imponer la verdad.
- Usa técnicas de validación emocional y luego redirige suavemente.
  "Veo que estás preocupado. ¿Te gustaría que escuchemos tu música favorita?"
- Si repite mucho algo, intenta identificar la emoción subyacente.
  Objetivo: Disminuir la confusión y el estrés, y promover una experiencia de comunicación digna y pacífica.

28.5. Técnicas para disminuir la frustración de ambos

La comunicación con alguien que tiene demencia puede ser emocionalmente demandante. Por eso es crucial cuidar también al cuidador o familiar:

Para el paciente:

- Usa tonos suaves y constantes.
- Repite sin mostrar impaciencia.
- Ofrece opciones limitadas ("¿camiseta azul o roja?") para no abrumar.
- Mantén rutinas que den estructura y seguridad.

Para el cuidador:

- Respira profundo antes de responder si sientes frustración.
- Haz pausas si es necesario. Es válido retirarse unos minutos.

- Reconoce tus límites y pide apoyo.
- Recuerda que no es personal: es la enfermedad, no la persona, quien se expresa así.

Frase guía:

"No siempre entenderás sus palabras, pero siempre puedes entender su emoción" (figura 31).

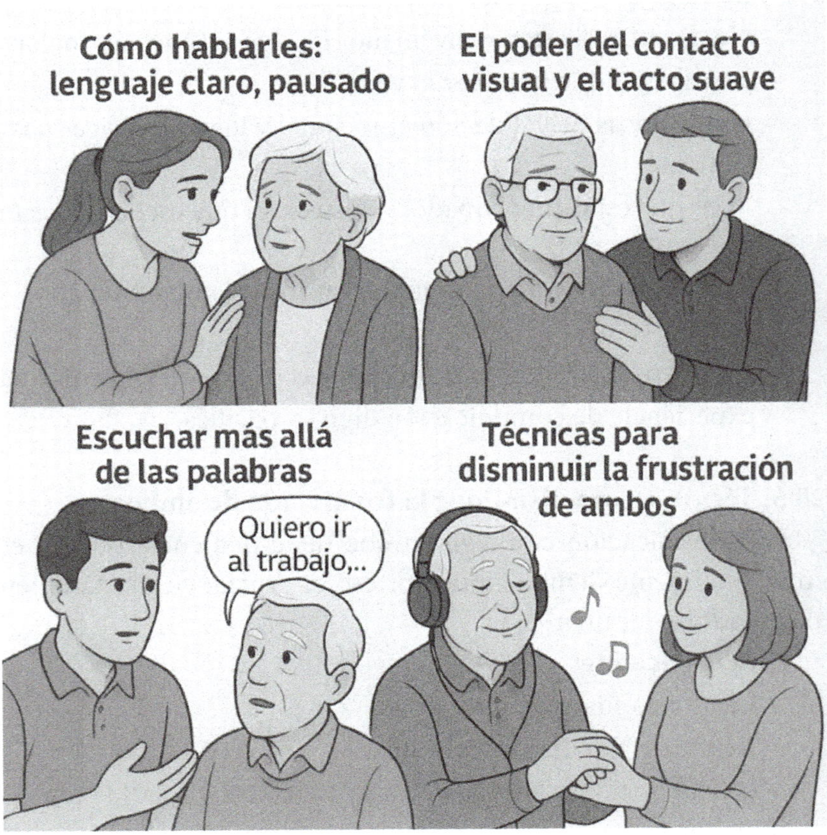

Figura 31. Comunicación empática en la demencia: La imagen muestra estrategias clave para una interacción efectiva y respetuosa con personas con deterioro cognitivo. Hablar con claridad y calma, usar contacto visual y tacto suave, escuchar el mensaje emocional detrás de las palabras y emplear recursos como la música, ayudan a reducir la frustración y fortalecer el vínculo.

CAPÍTULO 29
El cuidado del cuidador

Cuidarse para poder cuidar: bienestar, apoyo y resiliencia

El cuidado de una persona con demencia o alzhéimer es un acto profundo de amor, pero también es una tarea exigente y prolongada. Muchos familiares se entregan por completo, descuidando sus propias necesidades hasta llegar al agotamiento físico y emocional. Esta sección está dedicada a quienes cuidan: para que comprendan que su bienestar también importa, y que cuidarse no es egoísmo, sino una forma de amor sostenible.

29.1. Reconocer señales de agotamiento

El síndrome del cuidador quemado es una realidad frecuente en familiares que asumen el rol de cuidar, sin pausas ni apoyos. Reconocer las señales tempranas es el primer paso para prevenirlo.

Señales comunes:

- Fatiga persistente, aunque se haya dormido.
- Irritabilidad o cambios de humor frecuentes.
- Sentimientos de culpa, frustración o soledad.
- Dificultad para concentrarse o tomar decisiones.
- Dolor físico: dolores musculares, insomnio, cefaleas.
- Desconexión con actividades antes placenteras.
- Llorar con facilidad o sentirse desbordado.

Frase guía:

"No puedes dar lo que no tienes. Cuidarte también es cuidar al otro".

29.2. ¿Cuándo pedir ayuda externa?

Uno de los mayores desafíos del cuidador es reconocer que no puede hacerlo todo solo. Pedir ayuda no es una debilidad, sino un acto de responsabilidad.

Indicadores para buscar apoyo:

- Cuando tu salud física o mental comienza a deteriorarse.
- Si sientes que tu paciencia se agota constantemente.
- Si tienes otras responsabilidades desatendidas (trabajo, hijos, pareja).
- Si el riesgo de negligencia o accidentes aumenta por el cansancio.

Tipos de ayuda disponibles:

- Cuidadores profesionales a domicilio.
- Centros de día para adultos mayores.
- Servicios de respiro: permiten descansar unas horas o días.
- Asesoría médica, psicológica o legal para planificación de cuidados.

Consejo: Haz una lista de familiares, vecinos o instituciones que puedan ofrecerte alguna forma de relevo, aunque sea por períodos cortos.

29.3. Técnicas de relajación y mindfulness para cuidadores

No se trata de grandes viajes ni largas vacaciones, sino de espacios cotidianos de cuidado interior que permiten recargar energía y mantener la estabilidad emocional.

Prácticas recomendadas:

- Respiración consciente: 5 minutos al día para inhalar profundo y exhalar lento.
- Meditaciones guiadas: disponibles en apps gratuitas (como InsightTimer, Headspace, etc.).
- Estiramientos suaves o yoga adaptado.
- Escuchar música relajante o tu canción favorita.
- Diario de gratitud: escribir 3 cosas buenas del día, por pequeñas que sean.
- Paseos breves en la naturaleza o al aire libre.

Ejercicio breve: Cierra los ojos, pon la mano sobre tu pecho y repite en silencio: "Estoy aquí. Estoy haciendo lo mejor que puedo".

29.4. Grupos de apoyo para familiares

Hablar con otros que atraviesan situaciones similares alivia el peso, normaliza las emociones y permite compartir estrategias útiles.

Opciones:

- Grupos presenciales: en centros de salud, iglesias, organizaciones de alzhéimer.
- Grupos virtuales: foros, reuniones por Zoom, comunidades en redes sociales.
- Talleres de psicoeducación familiar.

Beneficios:

- Sentirse escuchado sin juicio.
- Obtener información práctica y emocionalmente validada.
- Salir del aislamiento.
- Compartir y aprender de otras historias de cuidado.

Frase guía:

"No estás solo. Otros han pasado –y siguen pasando– por esto contigo".

29.5. Cuidar la propia salud física y emocional

Ser cuidador no significa dejar de ser persona. Necesitas preservar tu bienestar como base para sostener el cuidado en el tiempo.

Acciones básicas:

- Dormir bien: busca momentos de descanso, aunque sean siestas breves.
- Alimentarte con conciencia: no saltarte comidas, beber suficiente agua.
- Asistir a tus propias citas médicas.
- Expresar tus emociones: con un terapeuta, amigo o en un diario.
- Aceptar tus límites: no eres responsable de curar, sino de acompañar con amor.

Autoafirmación diaria:

"Hoy me permito descansar, sentir, pedir ayuda y cuidar de mí. Lo merezco" (figura 32).

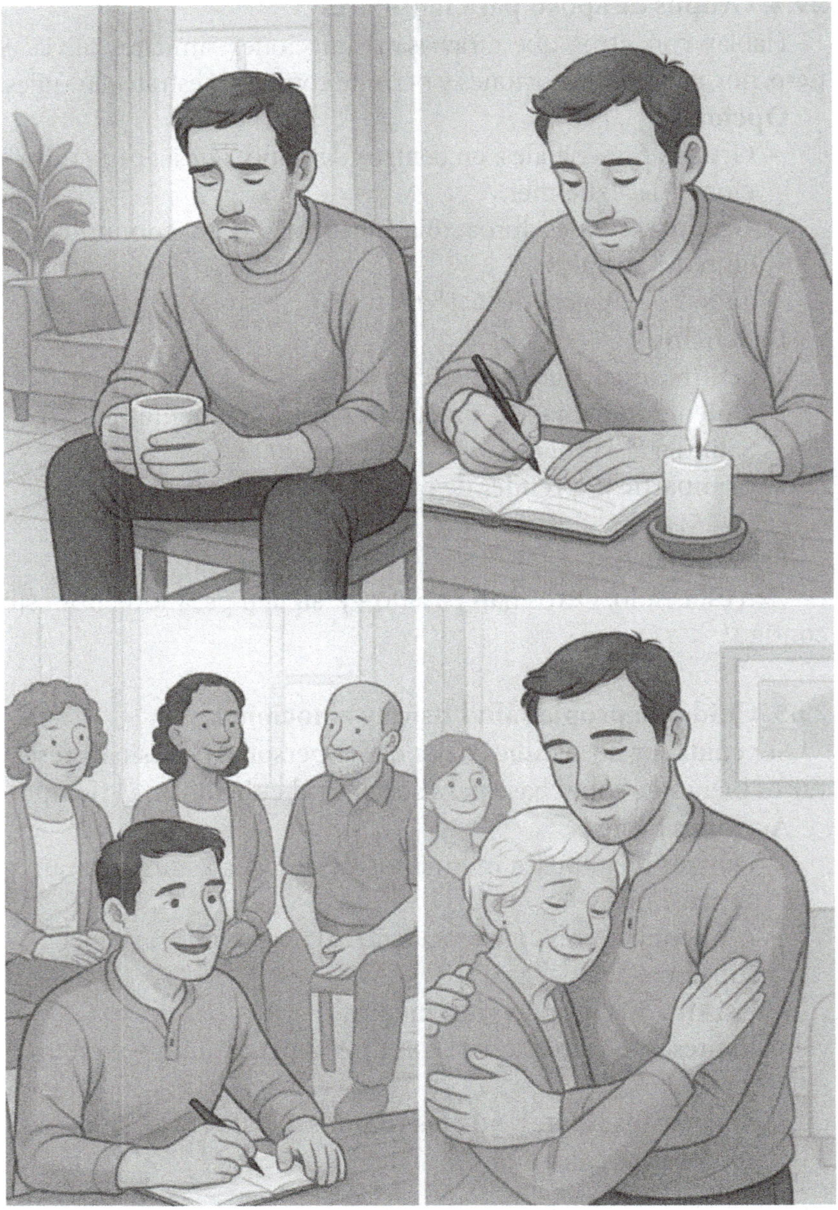

Figura 32. Cuidar también es cuidarse: La imagen representa el proceso emocional del cuidador, desde el agobio silencioso hasta el alivio que surge al escribir, compartir en grupo y conectar con sus seres queridos. Reconocer el propio duelo, expresar sentimientos y buscar apoyo no es debilidad, sino un acto de fortaleza y amor sostenible.

CAPÍTULO 30
Adaptación del hogar

Diseñar un entorno seguro, claro y afectivo para acompañar con dignidad

La casa, ese lugar de recuerdos y rutinas, puede volverse un espacio desafiante para quien padece demencia. La adaptación del hogar es una estrategia esencial para prevenir accidentes, reducir la confusión y mantener la autonomía tanto como sea posible. No se trata solo de cambiar estructuras, sino de crear un ambiente que brinde orientación, serenidad y contención emocional.

30.1. Modificaciones para mayor seguridad

Los pequeños cambios pueden tener un gran impacto. Es importante identificar los lugares de mayor riesgo:

Baños:

- Instalar barras de apoyo en la ducha y el inodoro.
- Usar alfombras antideslizantes y evitar obstáculos en el suelo.
- Asegurar una buena iluminación y un acceso fácil al papel higiénico y las toallas.
- Colocar una silla de ducha si hay inestabilidad.

Pasillos:

- Evitar cables sueltos, muebles bajos o adornos que puedan provocar caídas.
- Iluminar bien los recorridos nocturnos (luces con sensor de movimiento).
- Usar puertas seguras para evitar salidas no deseadas

Cocina:

- Desconectar los electrodomésticos cuando no se usen.
- Guardar los cuchillos, los fósforos y los productos de limpieza bajo llave.
- Usar una vajilla resistente a caídas y vasos con asas.

Consejo: Hacer una revisión trimestral del hogar con una lista de chequeos para garantizar la seguridad.

30.2. ¿Cómo crear un "ambiente amigable" para la memoria?

El entorno físico puede convertirse en un apoyo cognitivo si está bien organizado y adaptado. La idea es reducir los estímulos confusos y aumentar las señales claras. Para esto se debe:

- Evitar el exceso de objetos decorativos que generen desorientación.
- Crear espacios delimitados y simples: un sillón, una lámpara, una foto.
- Usar rutinas visuales: objetos en lugares fijos y accesibles.
- Decorar con fotos familiares, colores suaves y elementos conocidos.

Ejemplo: En la habitación poner una imagen grande del paciente con su nombre y una breve frase: "Esta es tu habitación, Juan. Aquí descansas".

30.3. Señalización con colores y dibujos

- Etiquetar puertas con palabras grandes + dibujos (ejemplo: Baño, Cocina).
- Usar colores diferentes por zona: habitación azul, baño verde, cocina amarilla.
- Colocar flechas que orienten el recorrido (hacia el baño, el comedor).
- Evitar espejos grandes si causan confusión o miedo.

30.4. Organización de espacios para evitar confusión

- Mantener cada objeto en su lugar: lo que no se usa, se guarda.
- Usar cajas transparentes o con etiquetas para ropa, medicamentos o utensilios.
- Separar espacios: no mezclar el comedor con la sala de estar.

- Evitar muebles con bordes afilados o que dificulten el paso (figura 33).

Sugerencia práctica: Tener una rutina visible con dibujos (hora de despertar, desayuno, baño, paseo) para crear una orientación temporal.

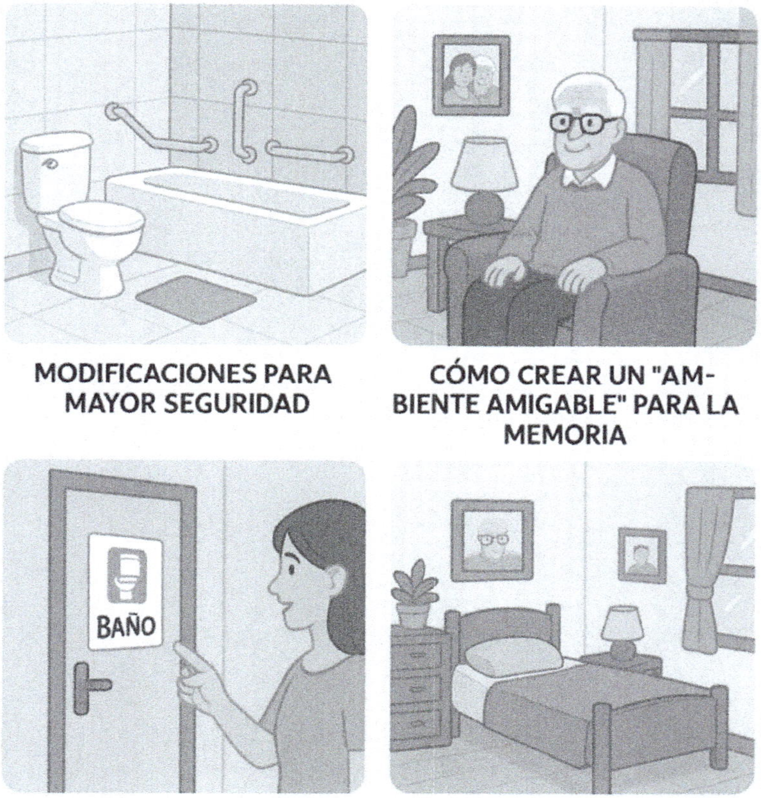

Figura 33. Adaptar el hogar para una persona con demencia: La imagen muestra ejemplos de entornos seguros y amigables con la memoria. Incluye modificaciones físicas como pasamanos y señalización clara, así como espacios organizados con elementos familiares que favorecen la orientación, el confort y la autonomía cotidiana.

CAPÍTULO 31
Enfrentando las etapas avanzadas

Cuidar con dignidad hasta el final: comunicación, consuelo y amor

Cuando una persona con alzhéimer o demencia llega a las etapas avanzadas, muchas funciones cognitivas y físicas desaparecen. La persona puede dejar de hablar, moverse o alimentarse por sí sola. Sin embargo, el ser humano permanece intacto en su necesidad de afecto, de respeto y de contacto. En esta etapa el cuidado se transforma en un acto de presencia amorosa, silenciosa y profundamente humana.

31.1. Pérdida del habla: cómo seguir comunicándose

La desaparición del lenguaje verbal no significa el fin de la comunicación. El cuerpo, la mirada y la emoción siguen hablando.

Estrategias:

- Usar el tacto suave (tomar la mano, acariciar la frente).
- Mirar a los ojos y mantener una expresión serena.
- Hablar aunque no haya respuesta: contarle lo que ocurre, recordarle quién es, decirle que está ahí.
- Música personalizada: poner canciones significativas puede despertar emociones y conexión profunda.
- Estimulación multisensorial: aromas familiares (lavanda, café), texturas agradables (mantas suaves), sonidos conocidos (voz de familiares).

Frase esencial: "La presencia es el lenguaje más poderoso cuando las palabras ya no alcanzan".

31.2. Alimentación asistida

Al avanzar la enfermedad, aparecen problemas para tragar, pérdida de apetito o desinterés por comer. La nutrición ya no es solo funcional, se vuelve simbólica: es afecto, acompañamiento, respeto al deseo de la persona.

Recomendaciones:

- Consultar con un nutricionista y médico sobre texturas seguras (papillas, líquidos espesados, purés).
- Mantener al paciente sentado y con el cuello recto durante la alimentación.
- Usar cucharas pequeñas, hablar suavemente, observar señales de cansancio o desagrado.
- No forzar la alimentación: si rechaza la comida, esperar, ofrecer algo diferente o simplemente estar presente.

Recordatorio: Comer puede ser un acto de comunión, no solo de nutrición. A veces, una sola cucharada ofrecida con amor vale más que una comida completa forzada.

31.3. Manejo del dolor

El dolor puede estar presente aunque la persona no lo exprese verbalmente. Es responsabilidad del cuidador y del equipo médico detectar y aliviar cualquier sufrimiento físico o emocional.

Señales no verbales de dolor:

- Gestos de tensión en el rostro.
- Rechazo al contacto o agitación súbita.
- Cambios en la respiración.
- Posturas encogidas o rigidez muscular.
- Gemidos, gritos o llanto sin causa aparente.

Estrategias:

- Administrar analgésicos o medicación prescrita de forma regular.
- Aplicar medidas no farmacológicas: masajes suaves, cojines térmicos, cambios posturales, baños tibios.
- Crear un ambiente tranquilo, sin ruidos, con música suave o silencio reparador.

El cuidado paliativo significa el alivio del dolor en todas sus formas: física, emocional y espiritual.

31.4. Decisiones de cuidado paliativo

Las decisiones que se toman en esta etapa deben centrarse en la calidad de vida, la dignidad y la voluntad de la persona y su familia. No se trata de alargar la vida a cualquier costo, sino de evitar el sufrimiento innecesario.

Aspectos clave:

- Anticiparse: tener conversaciones previas con familiares o tutores legales sobre qué tipo de cuidados se desean (resucitación, hospitalización, alimentación artificial, etc.).
- Contar con un plan de cuidados paliativos domiciliarios o institucionales, con acompañamiento médico.
- Incluir a un equipo interdisciplinario: médicos, enfermeros, psicólogos, trabajadores sociales y especialistas en cuidados paliativos.
- Fomentar el entorno afectivo: permitir visitas, recuerdos, fotos, espiritualidad.

Decidir no intervenir más no es abandono. Es cuidar desde el respeto al ciclo de la vida.

31.5. Preparación emocional para la despedida

Aceptar que la vida está llegando a su fin no es fácil. Sin embargo, cuando el proceso se vive con amor, presencia y verdad, la despedida puede ser una experiencia transformadora (figura 34).

El cuidador y su familia deben:

- Aceptar que no todo se puede controlar. Lo más importante es estar.
- Acompañar con palabras suaves: "te quiero", "gracias", "estoy aquí".
- Permitir momentos de silencio. No es necesario llenar el vacío.
- Expresar lo que se siente, llorar, abrazar, mirar con amor.
- Prepararse con apoyo psicológico o espiritual si es necesario.

La persona que parte debe y puede:

- Escuchar la música que le gustaba.
- Recibir visitas tranquilas y breves.
- Sentir el toque cálido de una mano, la voz de un ser querido.
- Morir en paz, sabiendo que fue amado y acompañado.

Despedirse es un acto de amor. Estar presente es el regalo más valioso".

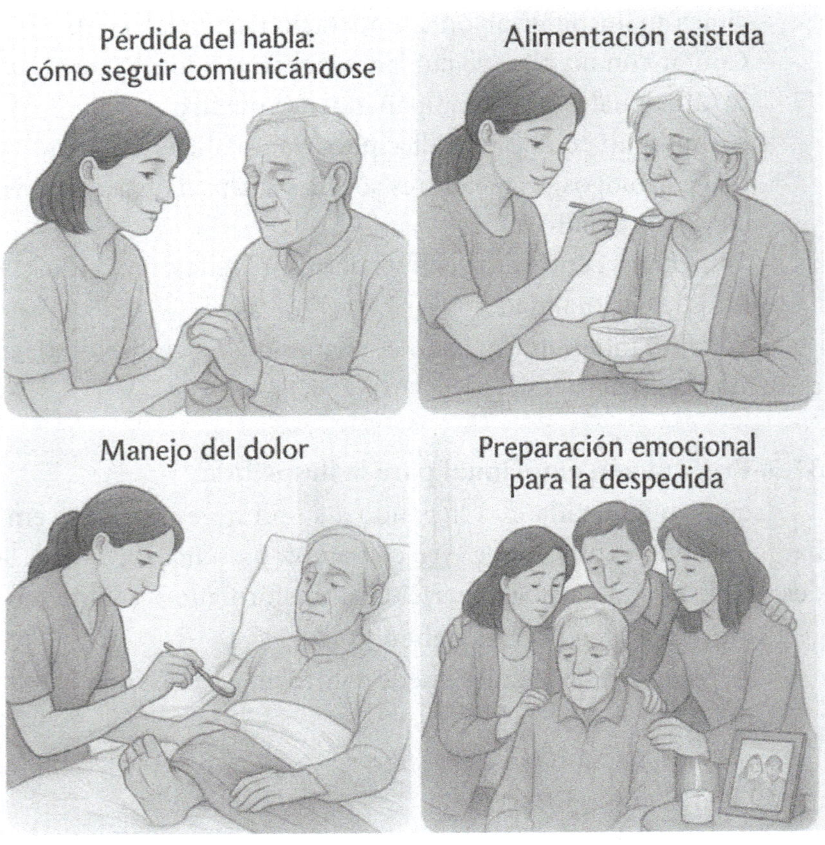

Figura 34. Cuidados en la etapa final de la demencia: La imagen ilustra momentos clave del acompañamiento al final de la vida, como la comunicación sin palabras, la alimentación asistida, el manejo del dolor y la preparación emocional para la despedida. Más allá de lo clínico, estos cuidados expresan amor, presencia y dignidad hasta el último instante.

31.6. Recursos útiles

Calendario de actividades diarias (ejemplo)

Un calendario estructurado brinda seguridad, rutina y orientación temporal, tanto para el paciente como para el cuidador. La clave es mantener una secuencia simple, repetible y con pausas suficientes (figura 35).

HORARIO	ACTIVIDAD
8:00	Despertar + higiene
9:00	Desayuno
10:00	Juego corto o estiramiento
12:00	Relajación / Música / Aromaterapia
13:00	Almuerzo
15:30	Siesta o descanso
19:00	Preparación para dormir

Figura 35. Esta rutina estructurada favorece la orientación, reduce la ansiedad y mejora el bienestar general. Combina higiene, alimentación, estimulación física y sensorial, descanso y momentos de relajación, adaptándose a las necesidades y ritmos de cada persona.

Ejemplo de calendario diario para etapas leves a moderadas

Horario	Actividad	Recomendaciones
8:00	Despertar + higiene	Luz natural, palabras suaves, rutina constante
9:00	Desayuno	Ambiente tranquilo, utensilios fáciles de usar
10:00	Juego cognitivo/ Memorama	15-20 min máximo, sin presión
11:00	Paseo corto o estiramiento	Supervisado, con música si es posible
12:00	Relajación/ Música/ Aromaterapia	Espacio sin pantallas ni ruidos
13:00	Almuerzo	Comidas sencillas y nutritivas
14:00	Siesta o descanso	No obligar, pero ofrecer espacio tranquilo
15:30	Manualidades/ Pintura libre	Actividades de expresión sin exigencia
17:00	Merienda ligera	Evitar azúcares si hay agitación
18:00	Lectura en voz alta/Fotos	Estimulación emocional suave
19:00	Cena ligera	Entorno cálido, ritmo lento
20:00	Preparación para dormir	Luz tenue, baño tibio, frase de cierre amorosa

Fichas de juegos imprimibles (sugerencias)

Diseñadas para imprimir y usar en casa, adaptables según la etapa del paciente.

Ficha 1. Asocia y recuerda

- Imágenes de objetos (ejemplo, una taza, un reloj, una flor) y palabras escritas debajo.
- Objetivo: emparejar palabra e imagen.
- Nivel: leve a moderado.

Ficha 2. Canción incompleta

- Frases como: "Estrellita, ¿dónde estás?...", "Los pollitos dicen...".
- Objetivo: que el paciente complete o cante.
- Nivel: moderado.

Ficha 3. Colorea y siente

- Dibujos simples (una casa, un árbol, un corazón).
- Objetivo: expresión libre con colores.
- Nivel: todos los niveles.

Consejo:

Laminar las fichas o plastificarlas para lograr una mayor durabilidad.

Frases útiles para comunicarse en distintas situaciones

Situación	Frase recomendada
Está confundido sobre el lugar	"Estás en casa, todo está bien"
Pregunta por alguien fallecido	"Ella te amaba mucho, y está en tu corazón"
Quiere salir a trabajar	"Hoy es tu día libre. Vamos a descansar juntos"
Repite muchas veces la misma frase	"Ya me lo contaste, es algo muy importante para ti"
Se niega a bañarse	"Vamos a relajarnos con agua tibia, te va a gustar"
Está angustiado	"Estoy aquí contigo. Te acompaño"

Utilizar frases claras, afectuosas y no confrontativas puede prevenir la agitación y la confusión.

Recordatorio: Validar la emoción antes que corregir la información.

Asociaciones de ayuda

Conectar con instituciones serias puede transformar la experiencia del cuidador.

En Estados Unidos:

- Alzheimer's Association – www.alz.org
  Teléfono 24 h: 800-272-3900
  Grupos de apoyo, formación gratuita y mapas de servicios locales.
- Family Caregiver Alliance – www.caregiver.org
  Consejos legales, planes de cuidado y asesoramiento individual.
- Alzheimers.gov – Portal oficial con recursos en español e inglés.
- CAPS (Cuidado Alzhéimer para Personas Sin Recursos) – Clínicas comunitarias con servicios adaptados.

En Latinoamérica (ejemplos):

- Asociación Alzheimer de Argentina – www.alzheimer.org.ar
- FEDAC (México) – Federación de Alzheimer y demencias relacionadas.
- Fundación Alzheimer Chile.

Libros y películas recomendadas para familiares

Libros:

- *El cuidado del alma en la demencia*, de Thomas Moore.
  Un enfoque espiritual y humanista para acompañar el proceso.

- *36 horas al día*, de Nancy Mace y Peter Rabins
  Manual práctico y emocional para cuidadores.
- *Mientras no te olvide*, de Pilar Sordo
  Reflexión cercana y sensible sobre el alzhéimer en la familia.

Películas:

- *Still Alice*. Una lingüista que enfrenta el alzhéimer precoz.
- *The Father*. Retrato emocional desde la perspectiva del paciente.
- *Iris*. Historia real de una escritora y su proceso de deterioro cognitivo.
- *Coco*. Película animada con mensajes sobre la memoria, el legado y el amor familiar.

CAPÍTULO 32
Aikido médico en la demencia

32.1. ¿Qué es el aikido médico?

El aikido es un arte marcial japonés que no busca el combate, sino la armonía con el movimiento del "oponente", redirigiendo su energía para que no cause daño. Desde esta filosofía nace el aikido médico, una forma de vivir las condiciones crónicas –como la demencia– no desde la resistencia, sino desde la comprensión, la adaptación y el amor profundo (figura 36).

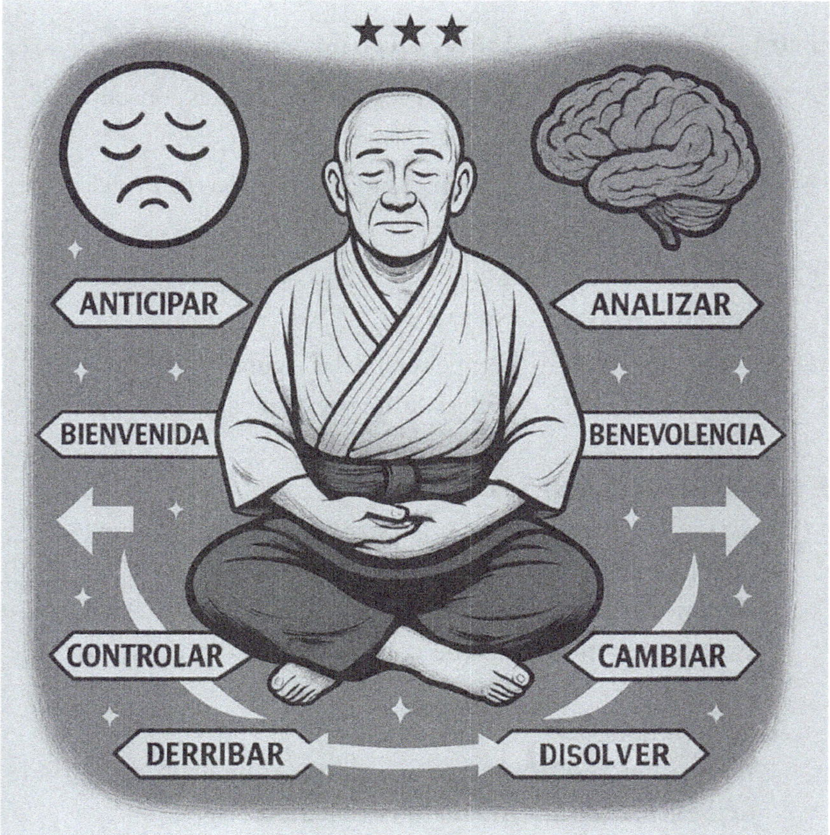

Figura 36. Este enfoque propone no luchar contra la enfermedad, sino acompañarla con atención, benevolencia y estrategia.

32.2. ¿A quién va dirigido este enfoque?

- A quienes viven con demencia: alzhéimer, demencia vascular, cuerpos de Lewy, etc.
- A sus familiares o cuidadores: hijos, parejas, amigos, acompañantes terapéuticos.
- A médicos, psicólogos y profesionales que desean ofrecer una atención más humana, simbólica y centrada en el vínculo.

32.3. Fórmula del aikido médico

2A + 2B + 2C + 2D

Letra	Acción	Aplicación en demencia
A	Anticipar + Analizar	Observar los cambios sutiles con calma y sin negación.
B	Bienvenida + Benevolencia	Aceptar el nuevo ritmo del otro y del presente.
C	Controlar + Cambiar	Adaptar el entorno, el lenguaje y las expectativas.
D	Derribar + Disolver	Romper creencias rígidas, crear nuevas formas de amar y convivir.

I. ANTICIPAR + ANALIZAR

Observar los primeros movimientos de la marea sin miedo

Para el paciente:

- Reconocer que olvidar no significa "fracasar".
- Aceptar los momentos de confusión con dignidad, sin vergüenza.

Para el cuidador:

- Darse cuenta de los primeros olvidos sin negarlos ("¿Dónde dejé las llaves?", "¿Quién era esa persona?").
- Llevar un diario donde se anotan cambios cognitivos y emocionales. Esto permite actuar antes, no después.

Ejemplo clínico

Lucía, de 74 años, comienza a repetir preguntas. Su hija Ana siente miedo, pero decide anotar cada episodio y hablar con su madre sin juzgarla. Van al neurólogo. El diagnóstico llega con ternura, no con sorpresa.

II. BIENVENIDA + BENEVOLENCIA

Abrazar la memoria que queda, sin castigar la que se ha ido

Para el paciente:

- No luchar contra el olvido, sino aprender a estar presente.
- Agradecer cada momento en que se reconoce una cara, un aroma, un recuerdo.

Para el cuidador:

- Dejar de exigir al otro que "recuerde como antes".
- Cambiar el "¿no te acuerdas?" por un "te cuento cómo fue".

Ejemplo clínico

Juan le muestra a su esposa Marta –diagnosticada con alzhéimer temprano– un álbum de fotos. Ella no recuerda la boda, pero sonríe con una emoción genuina. Juan ya no le dice "¿No te acuerdas?"; le dice: "Ese día bailamos toda la noche. Yo te lo recuerdo".

III. CONTROLAR + CAMBIAR

Transformar la casa en un dojo: un lugar de seguridad y suavidad

Para ambos:

- No se puede controlar la demencia, pero sí el entorno, la rutina, el lenguaje y la forma de relacionarse.

Herramientas prácticas:

- Rituales diarios: horarios estables, iluminación suave, música relajante.
- Carteles visibles con nombres de objetos, fechas y rostros familiares.
- Simplificar el lenguaje sin infantilizar.
- Rediseñar el hogar para evitar caídas o desorientación.

Ejemplo clínico

Alejandro, de 80 años, confunde el baño con el armario. Su nieta pone un cartel con un ícono grande en la puerta del baño. También coloca una luz nocturna suave que se enciende al acercarse. El cambio simple reduce su ansiedad.

IV. DERRIBAR + DISOLVER

Romper la idea de que "todo se ha perdido". Construir sentido, presencia y amor

Para el paciente:

- Tu identidad no se borra. Evoluciona.
- Puedes seguir siendo artista, padre, amante de la música, aunque olvides palabras.

Para el cuidador:

- Disolver la idea de "mi madre ya no está".
- Ver que el vínculo no desaparece: se transforma en algo más sensorial, emocional, esencial.

Ejemplo clínico

Sofía acompaña a su padre en el parque. Él no recuerda su nombre. Pero cuando Sofía le canta la canción que le cantaba de niña, él la mira con ternura, le aprieta la mano y una lágrima se desliza. El amor permanece, aunque las palabras se borren.

32.4. Aikido médico para cuidadores

La vía del cuidador compasivo

1. Reconocer tu propio cansancio sin culpa.
2. Buscar momentos de pausa (meditación, caminar, leer, conversar).
3. Aceptar ayuda. No puedes hacerlo solo. Pedir apoyo es un acto de valentía.
4. Celebrar cada gesto pequeño: una sonrisa, una mirada sostenida, un "gracias" inesperado.

32.5. El simbolismo de la memoria

La memoria no solo está en el cerebro. También vive en la piel, en los ojos, en los abrazos, en la música, en los aromas.

La memoria emocional y sensorial permanece cuando la memoria verbal se disuelve.La identidad puede reconfigurarse desde lo afectivo y relacional.

La memoria es como una biblioteca antigua en llamas. Algunas páginas se pierden, pero otras, las más sagradas, vuelan como cenizas al cielo y regresan en forma de caricia, de canción o de lágrima compartida.

Aplicar el aikido médico a la demencia es elegir un camino de aceptación radical, atención amorosa y resignificación. No se trata de negar la pérdida, sino de descubrir los nuevos lenguajes del alma: la mirada, el silencio, el ritmo y el cuidado. Cuando las palabras se olvidan, el corazón empieza a hablar más fuerte.

CAPÍTULO 33
El modelo DNP-21 aplicado a la demencia

El modelo DNP-21 (dominio neuroquímico predominante del siglo XXI) surge en la práctica clínica, a partir de la observación de cientos de pacientes que no respondían a tratamientos estándares. Sobre la base de esos casos, se identificaron patrones recurrentes entre síntomas y perfiles neuroquímicos, lo que permitió diseñar un instrumento inicial capaz de mapear disfunciones de manera sistemática.

Ese primer instrumento dio origen al U-DNP21 (Universal DNP-21), una herramienta que evalúa de forma general todos los sistemas neuroquímicos implicados (DA, 5-HT, NE, GABA, Glutamato, ACh) y orienta hacia el perfil predominante de cada paciente. A partir de sus resultados, el clínico puede aplicar uno de los seis instrumentos específicos del modelo.

El modelo DNP-21 fue concebido y desarrollado por el Dr. Alexis Gómez González, psiquiatra clínico con formación en neurociencias y psicofarmacología avanzada (Cuba y México). La propuesta se nutre de años de práctica médica, docencia y seguimiento longitudinal de miles de pacientes. El especialista combinó evidencia científica con observación empática y criterio clínico, tal y como se detalla en la página web www.dnp21.com

Junto al Dr. Alexis Gómez González han contribuido al desarrollo del modelo:

- Psicólogos clínicos especializados en evaluación sintomatológica.
- Neuropsicólogos que colaboraron en el diseño de secciones cognitivas del instrumento.
- Investigadores en neuroimagen y farmacodinamia.
- Pacientes voluntarios, quienes aportaron su experiencia, validación y perspectiva vivencial.

33.1. Instrumento C-DNP-21 (Cognitivo) Demencia

El instrumento C-DNP-21 (Cognitivo-DNP-21) ha sido desarrollado para identificar el perfil neuroquímico predominante en pacientes con deterioro cognitivo y demencia, especialmente en estadios tempranos. Su propósito es apoyar el diagnóstico diferencial y optimizar las intervenciones farmacológicas y no farmacológicas según la alteración neurotransmisora dominante.

La demencia no es una entidad única, sino un síndrome multifactorial en el que múltiples sistemas neuroquímicos interactúan. Sin embargo, ciertos perfiles pueden ser dominantes, y su identificación es clave para personalizar el tratamiento y el abordaje clínico.

33.2. Neurotransmisores relevantes en la demencia

El instrumento C-DNP-21 evalúa cuatro sistemas neuroquímicos con implicancia central en el deterioro cognitivo:

- **Acetilcolina (ACh):** Su déficit es característico de la enfermedad de Alzheimer y se relaciona con amnesia, desorientación y deterioro en el aprendizaje.
- **Glutamato (Glu):** Una sobreexcitación glutamatérgica contribuye a la neurotoxicidad, pérdida sináptica y progresión de la neurodegeneración.
- **Dopamina (DA):** Su disfunción es común en demencias frontotemporales y enfermedad de Parkinson, lo que genera apatía, lentitud cognitiva y trastornos conductuales.
- **Serotonina (5-HT):** Participa en la regulación del estado de ánimo, el apetito y el sueño. Su alteración puede exacerbar síntomas afectivos y conductuales en demencias.

33.3. Estructura del cuestionario C-DNP-21

El cuestionario consta de 21 ítems, distribuidos en cuatro dominios:

- **Ítems 1–6:** acetilcolina.
- **Ítems 7–11:** glutamato.

- **Ítems 12–16:** dopamina.
- **Ítems 17–21:** serotonina.

Cada ítem se puntúa con la siguiente escala:
0 = Nunca
1 = A veces
2 = Frecuentemente
3 = Casi siempre

El formulario puede ser completado por el paciente, el cuidador o el personal clínico.

33.3.1. Interpretación de los resultados

Se suman los puntajes dentro de cada dominio para obtener un total (máximo por dominio: 18 o 15 según número de ítems).

Rangos sugeridos por dominio:
- **0–5:** Disfunción leve.
- **6–10:** Disfunción moderada.
- **11 o más:** Disfunción severa.

El sistema con mayor puntuación representa el dominio neuroquímico predominante y orienta la formulación terapéutica.

Ejemplo clínico
Mujer de 76 años con diagnóstico de demencia tipo alzhéimer.
Puntajes:
- Acetilcolina: 13
- Glutamato: 7
- Dopamina: 4
- Serotonina: 3

Interpretación: Disfunción severa colinérgica, compatible con alzhéimer típico.

Tratamiento sugerido: Inhibidores de la acetilcolinesterasa (donepezilo, rivastigmina), estimulación cognitiva estructurada y control de comorbilidades vasculares.

33.3.2. Opciones de tratamientos basadas en el perfil C-DNP-21 (demencia)

El instrumento C-DNP-21 permite identificar alteraciones en los tres principales sistemas neuroquímicos implicados en los trastornos cognitivos: acetilcolina, glutamato y dopamina. A partir de la puntuación por subdominios se recomienda personalizar el tratamiento de acuerdo con el perfil neuroquímico predominante.

1. Perfil colinérgico (acetilcolina baja)

Síntomas predominantes:

- Olvidos frecuentes.
- Desorientación espacial o temporal.
- Dificultad para aprender nueva información.
- Problemas de atención sostenida.

Tratamientos sugeridos:

- Inhibidores de la acetilcolinesterasa (IACh):
    - Donepezilo: mejora memoria y funciones ejecutivas leves.
    - Rivastigmina: eficaz en demencia de alzhéimer y demencia con cuerpos de Lewy.
    - Galantamina: beneficios cognitivos y conductuales.
- Intervenciones no farmacológicas:
    - Terapias de estimulación cognitiva estructurada.
    - Entrenamiento de memoria.
    - Rutinas diarias con señales visuales (relojes, calendarios, recordatorios).
- Suplementos con posible efecto beneficioso:
    - Colina, citicolina, fosfatidilserina (uso supervisado).

2. Perfil glutamatérgico (excitotoxicidad/glutamato alto)

Síntomas predominantes:

- Irritabilidad, confusión mental.
- Fluctuación cognitiva.
- Desregulación emocional.
- Hipersensibilidad a estímulos.

Tratamientos sugeridos:

- Moduladores del glutamato:
  - Memantina: antagonista del receptor NMDA, indicado en alzhéimer moderado-severo.
  - Amantadina (uso *off-label*): puede tener efecto regulador glutamatérgico en algunos casos.
- Moduladores del glutamato:
  - Vitamina E (antioxidante).
  - Ácidos grasos omega-3.
  - Control de diabetes, hipertensión y estrés oxidativo.
- Psicoeducación familiar:
  - Evitar ambientes sobreestimulantes.
  - Uso de iluminación suave, rutinas predecibles, reducción de ruidos.

3. Perfil dopaminérgico (déficit de dopamina frontal-subcortical)

Síntomas predominantes:

- Apatía, pérdida de motivación.
- Lentitud motora o mental.
- Falta de iniciativa.
- Hipofonía, reducción de expresión emocional

Tratamientos sugeridos:

- Agentes dopaminérgicos (uso cuidadoso):
  - Bupropión: mejora apatía, atención y energía (vigilancia de riesgo de ansiedad).

- Selegilina: inhibidor de la MAO-B con efecto pro-dopaminérgico (en párkinson/demencia).
- Pramipexol o rotigotina (uso off-label): casos específicos con perfil apático-parkinsoniano.

– Terapias complementarias:
- Estimulación motivacional y metas diarias pequeñas.
- Terapia ocupacional con actividades placenteras.
- Actividad física adaptada (caminar, danza, natación suave).

Intervenciones transversales comunes (cualquier perfil)

– Psicoeducación a familiares y cuidadores.
– Prevención de *delirium* (evitar benzodiacepinas, anticolinérgicos).
– Evaluación regular con escalas cognitivas y funcionales.
– Considerar comorbilidades psiquiátricas (depresión, ansiedad, psicosis secundaria).

Plan de acción clínico basado en el C-DNP-21

1. Aplicar el C-DNP-21 y determinar el neurotransmisor con mayor puntuación.
2. Confirmar clínicamente con historia, examen físico y tests neuropsicológicos.
3. Elegir tratamiento farmacológico específico según perfil.
4. Integrar abordaje no farmacológico personalizado.
5. Reevaluar al mes 3 y ajustar el plan según evolución y entorno.

33.4. Cuestionario C-DNP-21–demencia (paciente/cuidador)

Instrucciones:

Lea cada afirmación y marque con una X la opción que mejor describa con qué frecuencia ha experimentado esa situación en los últimos 14 días.

Escala:
0 = Nunca
1 = A veces
2 = Frecuentemente
3 = Casi siempre

Pregunta	Nunca	A veces	Frecuentemente	Casi siempre
1. Tiene dificultades para recordar eventos recientes.	☐	☐	☐	☐
2. Le cuesta aprender nueva información.	☐	☐	☐	☐
3. Pierde objetos o se olvida de nombres con frecuencia.	☐	☐	☐	☐
4. Se muestra desorientado(a) en tiempo o lugar.	☐	☐	☐	☐
5. Repite preguntas o historias varias veces.	☐	☐	☐	☐
6. Presenta dificultad significativa con la memoria verbal.	☐	☐	☐	☐
7. Se muestra hipersensible a estímulos (ruido, luz, etc.).	☐	☐	☐	☐
8. Presenta episodios de confusión mental o agitación.	☐	☐	☐	☐
9. Muestra signos de deterioro cognitivo súbito.	☐	☐	☐	☐
10. Se muestra inquieto(a) o excesivamente excitado(a).	☐	☐	☐	☐

Pregunta	Nunca	A veces	Frecuentemente	Casi siempre
11. Tiene dificultad para razonar lógicamente o seguir secuencias.	☐	☐	☐	☐
12. Demuestra apatía o falta de motivación.	☐	☐	☐	☐
13. Presenta lentitud en el pensamiento o poca iniciativa.	☐	☐	☐	☐
14. Muestra indiferencia emocional o afecto plano.	☐	☐	☐	☐
15. Tiene dificultad para realizar tareas con objetivos claros.	☐	☐	☐	☐
16. Presenta cambios conductuales (desinhibición, impulsividad).	☐	☐	☐	☐
17. Muestra síntomas de depresión o tristeza.	☐	☐	☐	☐
18. Tiene alteraciones del sueño (insomnio o hipersomnia).	☐	☐	☐	☐
19. Presenta irritabilidad o inestabilidad emocional.	☐	☐	☐	☐
20. Tiene cambios en el apetito o peso.	☐	☐	☐	☐
21. Se aísla socialmente o pierde interés en actividades.	☐	☐	☐	☐

Clave de interpretación

Dominio por ítems:

- Acetilcolina: Ítems 1–6–total: ________
- Glutamato: Ítems 7–11–total: ________
- Dopamina: Ítems 12–16–total: _______
- Serotonina: Ítems 17–21–total: _______

Puntuación por dominio:

0–5 = Disfunción leve.

6–10 = Disfunción moderada.

11–18 = Disfunción severa.

El dominio con mayor puntuación indica el sistema neuroquímico más afectado

Perfil neuroquímico dominante:

____

Recomendaciones terapéuticas sugeridas:

____

Nombre del profesional: ___________________________

Fecha: ________________ Firma: ______________

APÉNDICES
Guía práctica de ayuda para pacientes con demencia

Información confiable para México, España y Estados Unidos

¿Qué es la demencia?

La demencia no es una enfermedad específica, sino un conjunto de síntomas relacionados con el deterioro de la memoria, el pensamiento, la conducta y la capacidad para realizar actividades cotidianas. El tipo más común es la enfermedad de Alzheimer.

MÉXICO

¿Dónde encontrar ayuda?

- Instituto Nacional de Geriatría (INGER)
  Página oficial: www.geriatria.salud.gob.mx
  Información sobre diagnóstico, prevención y atención de adultos mayores con deterioro cognitivo.
- Asociación Alzheimer México I.A.P.
  Página oficial: www.alzheimermexico.org.mx
  Atención directa, talleres, diagnóstico y apoyo a familias.
  Teléfono: (55) 5559-6121
- Red de Cuidados Paliativos y Apoyo Familiar (UNAM)
  Página oficial: www.cuidadosyapoyos.unam.mx

Recursos para familiares cuidadores

- Líneas de atención
  Línea Geriátrica IMSS: 800-681-2525
  Cruz Roja Mexicana: 800-667-4767

ESPAÑA

¿Dónde encontrar ayuda?

- Confederación Española de Alzheimer (CEAFA)
  Página oficial: www.ceafa.es

Mapa nacional de asociaciones, apoyo legal, formaciones y guías prácticas.

- IMSERSO - Instituto de Mayores y Servicios Sociales
  Página oficial: www.imserso.es
  Programas estatales para personas con dependencia y demencia.
- Fundación Pasqual Maragall
  Página oficial: www.fpmaragall.org
  Investigación, información y programas de prevención para alzhéimer.

Líneas de atención

- Teléfono de la Confederación CEAFA: 948-177-704
- Teléfono de atención al mayor: 900-222-222 (gratuito y confidencial)

ESTADOS UNIDOS

¿Dónde encontrar ayuda?

- Alzheimer's Association
  Página oficial: www.alz.org (disponible en español)
  Línea 24 horas: 1-800-272-3900
  Información sobre síntomas, tratamientos, grupos de apoyo y ayuda local por Estados.
- National Institute on Aging (NIA)
  Página oficial: www.nia.nih.gov/espanol
  Recursos gratuitos para pacientes y cuidadores. Folletos, videos y guías.
- Family Caregiver Alliance (FCA)
  Página oficial: www.caregiver.org
  Asistencia directa y programas de apoyo para cuidadores de personas con demencia.

Líneas de atención

- Línea nacional del Alzheimer (Alzheimer'sAssociation) 1-800-272-3900 (24/7, en español e inglés)

¿Cuándo buscar ayuda?

- Cuando notes cambios en la memoria, lenguaje, comportamiento o desorientación.
- Si hay dificultades para realizar actividades cotidianas.
- Al enfrentar sobrecarga emocional como cuidador.

¡Buscar ayuda a tiempo puede cambiar el curso de la enfermedad y mejorar la calidad de vida!

Consejos prácticos

- Visita a un médico geriatra, neurólogo o psiquiatra para el diagnóstico y el seguimiento.
- Participa en talleres o grupos de apoyo comunitarios.
- Aprende sobre tus derechos como paciente o cuidador.
- Prepara el hogar para un entorno más seguro.
- Solicita apoyo legal para los planes de cuidado o tutela.

Directorio rápido de páginas web

País	Organización	Página web
México	Asociación Alzheimer México I.A.P.	www.alzheimermexico.org.mx
España	CEAFA	www.ceafa.es
Estados Unidos	Alzheimer's Association	www.alz.org

100 preguntas frecuentes en mi consulta

A lo largo de mis años de experiencia como psiquiatra he trabajado con pacientes mayores, familias angustiadas y equipos de salud. Esta práctica médica me ha enseñado que la demencia no solo es una pérdida de memoria sino que es una transformación profunda de la vida, de los vínculos y de la identidad.

Este acápite recoge las **100 preguntas más frecuentes que me han hecho mis pacientes sobre la demencia**. Para facilitar la comprensión del lector he organizado las interrogantes en secciones temáticas y las he respondido con claridad, rigor clínico y compasión.

I. Comprendiendo la demencia (1–20)

1. **¿Qué es la demencia?**
   Es un trastorno neurocognitivo progresivo que afecta la memoria, el pensamiento, el lenguaje, la orientación, el juicio y la capacidad para realizar actividades cotidianas.
2. **¿Demencia y alzhéimer son lo mismo?**
   No. El alzhéimer es el tipo más común de demencia, pero hay otras: demencia vascular, cuerpos de Lewy, frontotemporal, etc.
3. **¿Cómo saber si es envejecimiento normal o demencia?**
   En la demencia hay pérdida funcional y cognitiva progresiva. Olvidar una cita es normal; olvidar cómo volver a casa no lo es.
4. **¿A qué edad comienza la demencia?**
   Es más común después de los 65 años, pero hay formas de inicio temprano antes de los 60.
5. **¿Es hereditario?**
   Algunos tipos de demencia tienen componente genético, como el alzhéimer familiar, pero la mayoría son multifactoriales.

6. **¿Cómo se diagnostica la demencia?**
A través de evaluación clínica, entrevistas, pruebas neuropsicológicas y estudios como resonancia o tomografía. No hay una sola prueba definitiva.
7. **¿Se cura la demencia?**
No. Es una condición progresiva. Pero se puede ralentizar su avance y mejorar la calidad de vida con tratamientos y cuidados adecuados.
8. **¿Qué diferencia hay entre alzhéimer y demencia vascular?**
El alzhéimer empieza con pérdida de memoria; la demencia vascular puede iniciar con alteraciones del juicio o movilidad, tras accidentes cerebrovasculares.
9. **¿Qué es la demencia con cuerpos de Lewy?**
Es un tipo de demencia que combina síntomas de párkinson, alucinaciones visuales y fluctuaciones cognitivas.
10. **¿Qué es la demencia frontotemporal?**
Afecta sobre todo la conducta y el lenguaje. Se manifiesta con cambios de personalidad, impulsividad o pérdida del habla, y suele presentarse en menores de 65 años.
11. **¿Qué es el deterioro cognitivo leve (DCL)?**
Es una etapa intermedia entre el envejecimiento normal y la demencia. No todos los pacientes con DCL desarrollan demencia.
12. **¿Puede mejorar la memoria con ejercicios mentales?**
Sí, aunque no curan. Los ejercicios mentales pueden mantener la función cognitiva activa por más tiempo.
13. **¿Qué síntomas aparecen primero?**
Depende del tipo de demencia. En el alzhéimer, la pérdida de la memoria reciente. En otras, cambios en el lenguaje, la conducta o la orientación.
14. **¿Es verdad que las mujeres tienen más riesgo?**
Sí. Viven más años y son más propensas a alzhéimer. También hay factores hormonales y genéticos implicados.

15. ¿Qué estudios ayudan a confirmar el diagnóstico?
Pruebas neuropsicológicas, neuroimagen (resonancia, PET), y, en algunos casos, biomarcadores en líquido cefalorraquídeo.

16. ¿Se puede prevenir la demencia?
No totalmente, pero sí se puede reducir el riesgo con control de hipertensión, diabetes, ejercicio, dieta sana, estimulación mental y social.

17. ¿Una persona con demencia puede vivir sola?
En etapas leves, con apoyo. Pero la progresión del cuadro exige supervisión creciente con el tiempo.

18. ¿Cómo evoluciona la demencia?
Suele avanzar en etapas: leve (olvidos), moderada (dificultad para realizar tareas), severa (dependencia total y pérdida de lenguaje).

19. ¿Cuánto vive una persona con demencia?
Entre 5 y 10 años después del diagnóstico, aunque varía según el tipo, la edad del paciente y las comorbilidades.

20. ¿La demencia siempre implica pérdida de memoria?
No. En algunas formas (como la frontotemporal), lo primero que cambia es la conducta o el lenguaje, no la memoria.

II. Causas y factores de riesgo (21–35)

21. ¿Qué causa la demencia?
Depende del tipo. Puede deberse a acumulación de proteínas anormales (alzhéimer), infartos cerebrales (vascular), degeneración de lóbulos frontales (frontotemporal), entre otras.

22. ¿Un golpe en la cabeza puede causar demencia?
Sí. Traumatismos craneales repetidos o graves aumentan el riesgo de demencia, especialmente en adultos mayores o atletas.

23. ¿El colesterol o la hipertensión afectan el cerebro?
Sí, aumentan el riesgo de demencia vascular y alzhéimer. La salud cardiovascular es clave para proteger la cognición.

24. ¿Qué relación tiene la diabetes con la demencia?

La hiperglucemia crónica daña vasos sanguíneos y estructuras cerebrales. Controlar la glucosa reduce elriesgo de deterioro cognitivo.

25. ¿Las emociones o el estrés pueden provocar demencia?

El estrés crónico afecta la memoria y el hipocampo, pero no causa demencia directamente. Sin embargo, contribuye a su aceleración.

26. ¿El tabaquismo y el alcohol influyen?

Sí. El tabaco daña los vasos cerebrales mientras que el consumo excesivo de alcohol puede causar demencia alcohólica (encefalopatía de Korsakoff).

27. ¿La soledad o el aislamiento social influyen?

Mucho. Las personas solas tienen más riesgo de deterioro cognitivo. El cerebro necesita interacción para mantenerse activo.

28. ¿Qué es la demencia por VIH?

Es una complicación neurológica del virus en estadios avanzados. Produce cambios de conducta, lentitud mental y dificultad para hablar.

29. ¿Los priones pueden causar demencia?

Sí. La enfermedad de Creutzfeldt-Jakob es una demencia rápida, causada por proteínas mal plegadas que destruyen el cerebro en meses.

30. ¿El párkinson lleva a la demencia?

En algunos casos. Entre el 30 y 50 % de los pacientes con párkinson desarrollan deterioro cognitivo en fases avanzadas (demencia asociada a párkinson).

31. ¿Los medicamentos pueden causar síntomas de demencia?

Algunos sí, como anticolinérgicos, benzodiacepinas o ciertos neurolépticos. A veces el cuadro es reversible si se suspende el fármaco.

32. ¿Una depresión prolongada puede parecer demencia?

Sí, se llama "pseudodemencia depresiva". Mejora con tratamiento antidepresivo, pero si no se trata, puede desencadenar deterioro real.

33. ¿El insomnio puede afectar la memoria a largo plazo?

Sí. Dormir mal daña la consolidación de recuerdos y acelera el envejecimiento cerebral.

34. ¿El COVID-19 puede producir deterioro cognitivo?

Se han documentado secuelas neurocognitivas ("niebla mental") tras la infección, especialmente en adultos mayores o con COVID-19 severo.

35. ¿El bajo nivel educativo influye?

Sí. A menor reserva cognitiva, mayor riesgo de demencia. La estimulación intelectual constante protege el cerebro.

III. Evaluación clínica y diagnóstico temprano (36–50)

36. ¿Cómo se hace el diagnóstico de demencia?

Con una evaluación clínica integral: entrevistas, historia médica, pruebas cognitivas, exámenes de laboratorio y estudios de imagen cerebral.

37. ¿Qué pruebas evalúan la memoria y la orientación?

El Mini-Mental StateExamination (MMSE), Montreal Cognitive Assessment (MoCA), y pruebas neuropsicológicas más amplias.

38. ¿Cuánto dura una evaluación neuropsicológica?

De 1 a 3 horas. Permite determinar funciones específicas: atención, lenguaje, memoria, juicio, cálculo, etc.

39. ¿Qué se observa en una resonancia de alguien con demencia?

Atrofia cerebral, especialmente en el hipocampo (alzhéimer), infartos (vascular), o atrofia frontal/temporal (frontotemporal).

40. ¿Se puede diagnosticar demencia solo con una imagen?
No, la imagen es un complemento. El diagnóstico es principalmente clínico, basado en la evolución y el funcionamiento diario.

41. ¿Sirve el PET cerebral para diagnosticar demencia?
Sí, en casos seleccionados. Muestra el metabolismo cerebral y ayuda a diferenciar tipos de demencia.

42. ¿Qué biomarcadores se usan para el alzhéimer?
Beta amiloide y tau en líquido cefalorraquídeo. También se investiga su detección en sangre con nuevas tecnologías.

43. ¿Qué médico trata la demencia?
Puede ser el geriatra, el neurólogo, el psiquiatra o el médico de familia. Lo ideal es realizar un enfoque interdisciplinario.

44. ¿La detección temprana mejora el pronóstico?
Sí. Permite planificar, retrasar el deterioro y mejorar la calidad de vida. Es clave intervenir antes de la pérdida funcional severa.

45. ¿Las pruebas cognitivas son confiables?
Sí, si son aplicadas por profesionales capacitados. No deben interpretarse fuera de contexto clínico.

46. ¿Qué signos deben alertarme como familiar?

- Repetir preguntas frecuentemente.
- Desorientarse en lugares conocidos.
- Dificultad para manejar dinero.
- Cambios de humor o personalidad.

47. ¿Las personas con demencia mienten o inventan cosas?
No mienten con intención. Muchas veces "confabulan", es decir, rellenan vacíos de memoria con información inventada sin saberlo.

48. ¿Qué pasa si la persona niega que tiene problemas?
Es común en etapas iniciales. Se llama anosognosia (falta de conciencia del déficit). Requiere mucho tacto para acompañar.

49. ¿La demencia siempre empeora?

Sí, es un proceso degenerativo. Sin embargo, el ritmo varía y puede ralentizarse con intervenciones adecuadas.

50. ¿Es útil hacer evaluaciones periódicas?

Sí. Las evaluaciones permiten ajustar tratamientos, anticipar necesidades y acompañar mejor al paciente y su entorno.

IV. Tratamientos médicos y abordajes no farmacológicos (51–65)

51. ¿Existen medicamentos que curen la demencia?

No. Los fármacos actuales no curan la demencia, pero ayudan a estabilizar o retrasar el deterioro por un tiempo.

52. ¿Qué medicamentos se usan para el alzhéimer?

Inhibidores de la colinesterasa (donepezilo, rivastigmina, galantamina) y memantina, que modulan la actividad del glutamato.

53. ¿Cuánto tiempo funcionan estos medicamentos?

Suelen estabilizar los síntomas durante 6 meses a 2 años, según el caso. Luego pueden continuar con efecto leve o dejar de ser efectivos.

54. ¿Cuáles son los efectos secundarios frecuentes?

Náuseas, mareos, pérdida de apetito, insomnio o, con memantina, somnolencia. La mayoría son leves y transitorios.

55. ¿Cuándo debe iniciarse el tratamiento farmacológico?

Cuanto antes mejor, una vez confirmado el diagnóstico. La intervención temprana ofrece mejores resultados funcionales.

56. ¿Se pueden usar antidepresivos en la demencia?

Sí. Son útiles en casos con apatía, depresión, ansiedad o irritabilidad. La sertralina es una opción segura y frecuente.

57. ¿Y los antipsicóticos?

Solo en casos graves de agresividad, delirios o alucinaciones, y por tiempo limitado, debido al riesgo de efectos adversos (caídas, ACV).

58. ¿Los suplementos o vitaminas ayudan?

En deficiencias comprobadas de vitamina B12, D o ácido fólico, sí. Pero no deben usarse como reemplazo de tratamientos médicos.

59. ¿La estimulación cognitiva sirve realmente?

Sí. Los ejercicios de memoria, lenguaje, orientación y lógica ayudan a mantener funciones preservadas y mejorar la calidad de vida.

60. ¿Qué tipo de actividades ayudan a conservar la mente activa?

Lectura, juegos de mesa, música, cocina, actividades manuales, jardinería y actividades intergeneracionales.

61. ¿El ejercicio físico mejora los síntomas?

Sí, mejora la circulación cerebral, el estado de ánimo y el sueño. Caminar, nadar o bailar son muy beneficiosos.

62. ¿Qué es la terapia de reminiscencia?

Técnica que utiliza recuerdos positivos del pasado (fotos, música, aromas) para estimular la identidad, autoestima y conexión emocional.

63. ¿La musicoterapia funciona en demencia?

Mucho. Puede despertar emociones, recuerdos y reacciones en personas con deterioro severo. Ayuda a conectar, incluso cuando las palabras fallan.

64. ¿Hay tratamientos naturales eficaces?

Algunos extractos como la Ginkgo biloba han mostrado efecto leve. Su uso debe estar supervisado, ya que pueden interactuar con medicamentos.

65. ¿Cuánto impacta el entorno físico en el tratamiento?

Muchísimo. Un entorno predecible, seguro y con estímulos positivos reduce la confusión, los accidentes y la ansiedad.

V. Familia, cuidadores y acompañamiento (66–75)

66. ¿Qué papel desempeña la familia en el manejo de la demencia?

Fundamental. Son los principales cuidadores y mediadores del entorno. Su apoyo emocional y práctico define la calidad de vida del paciente.

67. ¿Qué puede hacer un familiar cuando recibe el diagnóstico?

Informarse, organizar apoyos, buscar redes de contención y acompañar con paciencia. La negación solo retrasa el proceso de adaptación.

68. ¿Cómo hablar con el paciente sobre su diagnóstico?

Con sinceridad, respeto y claridad adaptada a su nivel de comprensión. No se trata de ocultar, sino de acompañar emocionalmente.

69. ¿Qué hacer si el paciente se pone agresivo?

Mantener la calma, evitar discutir, identificar desencadenantes (dolor, miedo, ruido) y consultar al médico si es frecuente.

70. ¿Cómo organizar la casa para un paciente con demencia?

- Retirar alfombras y objetos peligrosos.
- Señalizar baños y habitaciones.
- Asegurar iluminación adecuada.
- Simplificar el entorno.

71. ¿Se pueden prevenir las fugas o extravíos?

Sí, y se pueden aplicar las siguientes medidas:

- Colocar identificación visible en la ropa.
- Usar sistemas de localización GPS.
- Mantener puertas con sensores.
- No dejarlo solo en etapas moderadas o avanzadas de la enfermedad.

72. ¿El cuidador también puede enfermarse?

Sí. Es frecuente el "síndrome del cuidador quemado": agotamiento físico, emocional y aislamiento social. Necesitan apoyo y autocuidado.

73. ¿Dónde pueden buscar ayuda los cuidadores?

- Grupos de apoyo.
- Servicios de atención domiciliaria.
- Asociaciones de alzhéimer o demencia.
- Terapia individual.

74. ¿Cómo explicar la situación a los nietos o a los niños pequeños?

Con lenguaje simple: "la abuela está perdiendo la memoria y necesita más ayuda". Los niños suelen adaptarse bien si se sienten incluidos.

75. ¿Cuáles son los mayores desafíos emocionales para la familia?

- Aceptar el diagnóstico.
- Ver desaparecer a su ser querido en vida.
- Adaptarse a una relación asimétrica.
- Sentirse solos o culpables.

VI. Fases avanzadas y cuidados paliativos (76–90)

76. ¿Qué síntomas aparecen en la fase avanzada de la demencia?

Pérdida del lenguaje, incontinencia, dificultad para caminar o comer, inmovilidad, mutismo y dependencia total.

77. ¿El paciente sufre en esta etapa?

A veces no de forma consciente. Pero puede sentir dolor, miedo o angustia si no se manejan adecuadamente sus necesidades físicas y afectivas.

78. ¿Cómo se alivia el dolor en personas que no pueden expresarse?

Observando gestos, quejidos, posturas, respiración. Existen escalas de dolor para pacientes no verbales. Nunca se debe asumir que "no sienten".

79. ¿Se puede seguir tratando el alzhéimer en fase terminal?

No con fármacos cognitivos, pero sí con cuidado emocional, físico, atención médica y presencia amorosa. El tratamiento es paliativo.

80. ¿Qué es el cuidado paliativo en la demencia?

Atención integral orientada a aliviar el sufrimiento, mejorar la calidad de vida y acompañar el proceso de morir con dignidad.

81. ¿Es necesario internar al paciente en esta etapa?

No siempre. Si hay apoyo familiar, atención médica y seguridad en casa puede permanecer en su entorno. Otras veces, una residencia es lo más adecuado.

82. ¿Cuándo considerar una institución especializada?

Cuando hay riesgo para el paciente o los cuidadores, agotamiento extremo, conductas difíciles de manejar, o cuando el entorno ya no es seguro.

83. ¿Qué derechos tiene un paciente con demencia avanzada?

El paciente tiene derecho a ser tratado con respeto, dignidad, cuidados médicos, compañía, alivio del sufrimiento y decisión sobre intervenciones invasivas.

84. ¿Se puede hablar de testamento vital o voluntades anticipadas?

Sí, son fundamentales. Lo ideal es que se realicen en etapas iniciales, cuando el paciente aún tiene capacidad de decidir.

85. ¿La sedación paliativa es ética en la demencia terminal?

Sí, cuando hay síntomas refractarios. No es eutanasia, sino una forma de aliviar el sufrimiento extremo cuando ya no hay opciones terapéuticas.

86. ¿Qué hacer si el paciente deja de comer?

Evaluar si es parte del proceso final. Forzar la alimentación puede causar más daño. A veces, solo se require hidratación mínima y confort.

87. ¿Cuánto dura la fase final?

Varía. Puede ser de días, semanas o meses. La evolución es individual y depende de factores médicos y del entorno.

88. ¿Cómo acompañar a alguien que se está yendo?

Con presencia tranquila, música suave, contacto físico afectuoso, palabras sencillas y compañía espiritual si se desea.

89. ¿Es normal sentir alivio cuando fallece?

Sí, no es falta de amor. Es alivio por el fin del sufrimiento, el cansancio acumulado y la larga despedida que implica la demencia.

90. ¿Qué apoyo necesita la familia después del fallecimiento?

Tiempo para elaborar el duelo, acompañamiento emocional, validación del proceso vivido y, si es posible, grupos de duelo específicos.

VII. Reflexiones humanas, éticas y espirituales (91–100)

91. ¿Se puede seguir amando a alguien que ya no recuerda quién eres?

Sí, el amor no desaparece con la memoria. Cambia la forma, no la esencia. A veces, uno ama por los dos.

92. ¿Qué queda de la persona cuando pierde su memoria?

Su mirada, su cuerpo, su historia, su presencia. Aunque la mente se borre, su valor y dignidad siguen intactos.

93. ¿Es justo seguir hablando con alguien que no entiende?

Sí, las palabras llegan a lugares más allá del entendimiento. Lo afectivo y lo simbólico siguen vivos.

94. ¿Qué sentido tiene cuidar si ya no mejora?

Tiene sentido porque el cuidado es un acto ético y humano, no solo terapéutico. Cuidar a alguien que no puede darte nada a cambio es una forma pura de amor.

95. ¿Cómo evitar el desgaste espiritual del cuidador?

Cuidarse a sí mismo, hablar del dolor, pedir ayuda, encontrar sentido en el acto de acompañar, reconectar con la trascendencia.

96. ¿Se puede encontrar belleza en la demencia?

Sí. En los momentos de ternura, en los gestos que aún quedan, en las miradas que dicen más que las palabras.

97. ¿Qué nos enseña la demencia sobre la vida?

Que no somos solo intelecto. Que la esencia humana va más allá de la memoria. Y que la presencia amorosa es más poderosa que el conocimiento.

98. ¿Puede haber sentido en perder la memoria?

Tal vez. A veces el alma necesita desapegarse lentamente del mundo. Otras veces, es la familia la que despierta en ese proceso.

99. ¿Cómo se honra la vida de quien ya no recuerda?

Hablando de su historia, cuidando su cuerpo, respetando su dignidad y agradeciendo lo vivido juntos.

100. ¿Y usted, doctor, qué ha aprendido acompañando a personas con demencia?

Que la fragilidad no es debilidad. Que la dignidad no depende de la lucidez. Y que la última memoria que se pierde es la del corazón.

La demencia como otra forma de estar

La demencia nos invita a mirar con otros ojos. No solo lo que se pierde, sino lo que aún permanece. Este acápite, basado en preguntas reales de la consulta, no pretende dar todas las respuestas, sino acompañar a quienes atraviesan este camino difícil y sagrado con sus seres queridos.

Colección *Telegalenos a gabacha quitá*

Una guía compasiva, científica y práctica para enfrentar los desafíos de la mente y el alma

La colección ***Telegalenos a gabacha quitá*** nació con una misión clara: **acompañar, informar y aliviar.** Cada volumen está dedicado a una condición específica de salud mental, y se convierte en una conversación íntima entre el lector y el psiquiatra. Con un lenguaje accesible pero rigurosamente científico, los libros abordan los síntomas, causas, tratamientos, mitos y posibilidades de recuperación.

Más que simples manuales, estos textos integran la perspectiva del aikido médico, un enfoque humanista y dinámico para transformar el sufrimiento emocional en fuerza interior. Además, cada libro incluye directorios actualizados de **fuentes de ayuda en México, España y Estados Unidos**, y ofrece puentes reales hacia el tratamiento y el acompañamiento comunitario.

Si este libro sobre **demencia** te resultó útil o revelador, te invitamos a descubrir los demás títulos de la colección:

Depresión

"El cuerpo calla lo que el alma no puede expresar". Explora los mecanismos neuroquímicos, las heridas emocionales y las circunstancias sociales que pueden llevar a un estado depresivo. Este libro ofrece desde los criterios diagnósticos hasta intervenciones integradoras: farmacológicas, psicoterapéuticas, somáticas y espirituales. Incluye técnicas de regulación emocional, recursos de ayuda en tres países y un capítulo especial sobre cómo acompañar a quien sufre sin caer en el juicio ni en la desesperanza.

Ansiedad

"Cuando el sistema de alarma nunca se apaga". Este libro te guía por las diferentes formas de ansiedad -generalizada, de pánico, fóbica, social- y sus efectos en cuerpo y mente. Ofrece herramientas prácticas como la respiración somática, exposiciones graduadas, *mindfulness* y farmacoterapia. Con un enfoque de aikido médico aprenderás a transformar la ansiedad en energía vital canalizada y a buscar ayuda oportuna cuando el miedo se vuelve crónico.

TDAH (Trastorno por Déficit de Atención e Hiperactividad)

"No es falta de voluntad, es un cerebro que funciona distinto". Un libro esencial para padres, adultos diagnosticados y profesionales. Presenta estudios científicos actuales, opciones farmacológicas (como metilfenidato y atomoxetina), adaptaciones escolares y terapias conductuales. Además, explora cómo canalizar la energía del TDAH hacia la creatividad, la organización compasiva y la autocomprensión a través de técnicas de aikido mental.

Insomnio

"Dormir no es rendirse, es un acto de salud". El insomnio crónico es una epidemia silenciosa. Aquí descubrirás las causas neurobiológicas, las creencias disfuncionales que lo perpetúan y las estrategias más efectivas para recuperar el sueño, como la Terapia Cognitivo Conductual para Insomnio (CBT-I), la higiene del sueño, las técnicas corporales de relajación y alternativas farmacológicas cuando sean necesarias.

Adicción

"El vacío no se llena con sustancias, sino con sentido". Explora las bases neurobiológicas de la adicción, el ciclo de la compulsión, los factores sociales y psicológicos implicados, así como los modelos de recuperación: desde el tratamiento médico hasta enfoques de reducción de daño, grupos de 12 pasos, terapia motivacional y espiritualidad laica. El libro ofrece claves para salir del estigma y del castigo, abrazando la autocompasión y la agencia personal.

Esquizofrenia

"Ver otra realidad no es locura, es sufrimiento en otra frecuencia". Con sensibilidad clínica y sin sensacionalismo, este libro explica los síntomas positivos y negativos, la evolución del trastorno, los tratamientos farmacológicos actuales, los enfoques psicosociales y cómo las redes de apoyo pueden marcar la diferencia. A través del Aikido Médico, se aborda la esquizofrenia como una lucha por la coherencia interna, donde es posible acompañar sin miedo y con sentido.

Trastorno bipolar

"Entre la euforia y la desesperanza, también hay equilibrio" Describe con claridad los episodios maníacos, depresivos y mixtos, los tratamientos con estabilizadores del ánimo (como litio, valproato y lamotrigina), los detonantes más frecuentes y los cambios necesarios para sostener una vida funcional. Incluye pautas para familiares, prevención de recaídas y estrategias integradoras cuerpo-mente para recuperar el centro en medio del caos emocional.

¿Por qué elegir esta colección?

- Porque está escrita por un psiquiatra clínico con experiencia en consulta, urgencias y terapia.
- Porque se basa en estudios científicos actualizados y directrices internacionales.
- Porque posee un lenguaje comprensible, sin perder precisión científica.

- Porque incluye enfoques no farmacológicos, medicina integrativa y espiritualidad.
- Porque integra el modelo del aikido médico: anticipar, contener, transformar.
- Porque proporciona recursos de ayuda reales en tres países: México, España y Estados Unidos.
- Porque fue diseñada para pacientes, familiares y profesionales.

Explora, comprende y acompaña. *Telegalenos a gabacha quitá* es más que una colección de libros: es una comunidad de conocimiento, compasión y posibilidad.